Las **7** COLUMNAS *de la* SALUD

¡El cimiento para una vida a plenitud!

LAS SIETE COLUMNAS DE LA SALUD
POR EL DR. GOSH

Publicado por Doc Gosh

Diseño de carátula: *Luis Bravo*

Diagramación: *Yolanda Bravo*

Edición y corrección de estilo: *Mayra Hernández y Rubí Gosh*

ISBN 978-1-5323-2826-8

Copyright @ 1a. Edición, enero, 2017
2da. Edición, abril, 2017

Para obtener información respecto a distribución, diríjase a: www.docgosh.com
Para información sobre distribución, productos, consultas y eventos con el Dr. Gosh:
Visita: www.docgosh.com
Llama al: +1 (954) 639-6658
Escríbenos a: doctor@docgosh.com

Impreso en U.S.A.

Conéctate con el Dr. Gosh

f y ▶ ◎ @DOCGOSH

www.docgosh.com

DR. GOSH

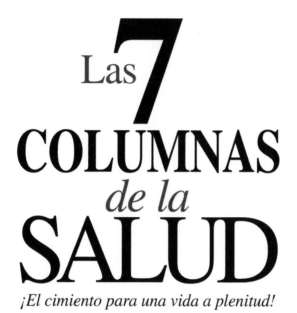

Las **7**
COLUMNAS
de la
SALUD

¡El cimiento para una vida a plenitud!

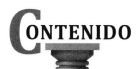

CONTENIDO

AGRADECIMIENTO

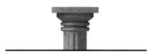

A Dios, por un día tocar mi vida y cambiarme, y por todo lo recibido en cada instante de mi vida.

A mi padre, quién fue de gran inspiración para la construcción de mis sueños y el mejor ejemplo de mi vida.

A mi madre, quien ha sido de gran inspiración para lograr mis sueños más preciados y porque me ha dado el mejor ejemplo que he podido tener de un amor incondicional.

A mi esposa Rubí, mi mejor amiga, confidente y ayuda idónea extraordinaria, quien me ha acompañado siempre, gracias por estar a mi lado, te amo.

A mis extraordinarios e incomparables hijos: Julieta, Paula y Juan; mi mayor fuente de aprendizaje permanente.

A mis hermanos que siempre han estado ahí conmigo.

A mis pacientes que son mi motivación de servicio y de quienes he aprendido mucho.

A mi equipo humano del consultorio, que ha sido esencial para atender a mis pacientes.

A mi amigo Lenis, por su gran amistad.

A mi amiga Mayra, por su apoyo y aliento constante, y por su dedicación a esta publicación.

A mis lectores que son fundamentales para que continúe trabajando en los siguientes proyectos que Dios ha colocado en mis manos.

LAS SIETE COLUMNAS DE LA SALUD

POR EL DR. GOSH

"Amado, yo deseo que tú seas prosperado en todas las cosas, y que tengas salud, así como prospera tu alma".
3 Juan 2 (RVC)

En la actualidad vemos como se ha acentuado más y más el tema de la salud. El bombardeo constante de información sobre lo que es o no una alimentación saludable es impresionante y hasta en muchos casos confusa. El Internet, las redes sociales, la televisión, los libros, las revistas y otros medios de información se han convertido en los "maestros" y "doctores" de la salud. Pero, ¿Qué tan cierta es toda la información que nos brindan? ¿Podremos confiar en cada una de sus posturas y recomendaciones?.

La salud es un regalo que Dios nos da, por eso es de vida o muerte la forma en que la tratemos. Si, todos queremos estar saludables de una manera integral: física, emocional y espiritualmente para poder mantener las enfermedades bien lejos de nosotros; pero hemos comprobado que nuestra salud y bienestar están completamente ligados con la alimentación y el estilo de vida que llevemos. Sabemos que nuestro cuerpo no durará para siempre, pero sí es posible asegurarnos una larga vida llena de salud y bienestar.

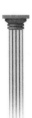

"¿No se dan cuenta de que su cuerpo es el templo del Espíritu Santo, quien vive en ustedes y les fue dado por Dios?". 1 Corintios 6:19 (NTV)

Por tal motivo, mi objetivo es dotarte de herramientas básicas, conocimiento oportuno y la sabia prevención que te ayudará a resistir y contrarrestar las enfermedades antes de que estas se manifiesten, o bien, continúen deteriorando tu vida. Mi deseo es que puedas tomar el control de tu salud con verdadera conciencia y ser más diligente con el regalo más hermoso que Dios te ha dado.

En las próximas páginas vas a encontrar el cimiento necesario para construir el edificio que se convertirá en el *bunker* de tu bienestar. Para eso necesitas apropiarte de lo que he llamado LAS SIETE COLUMNAS DE LA SALUD: Una alimentación saludable, la desintoxicación, una vida en movimiento, el descanso, el manejo del estrés, la meditación y relajación y la salud bucal. La Biblia nos aconseja en Mateo 7:24 que un hombre prudente y obediente debe edificar su casa sobre la roca, es decir, sobre buenas columnas, ya que estas le ayudarán a estar firme en el momento de la adversidad.

Nadie está exento de vivir un día malo, es parte de las consecuencias de vivir en un mundo en constante degradación. Pero, que bueno cuando ese día nos encuentra firmes y alertas ya que hemos hecho un buen uso de la vida que se nos ha otorgado. Por eso quiero ayudarte a evitar y prevenir condiciones difíciles de salud, o lo que puede ser peor, tener que partir de este mundo antes de tiempo por descuidar tu bienestar integral: cuerpo, mente y espíritu.

No estás en esta tierra por casualidad, tienes un propósito divino que cumplir. Y ese propósito será tan exitoso como la forma en que cuidas de ti mismo. Siempre recuerdo el segundo y gran mandamiento que Dios nos ha dado: ama a tu prójimo como a ti mismo; ya que difícilmente podremos servir y amar a los demás si primero no nos valoramos a nosotros mismos.

Además, es importante que te preguntes: ¿Que está diciendo tu salud sobre tu relación con Dios?

Muchas personas separan la vida espiritual de la vida emocional y la vida física; pero la perspectiva del Señor no es esa, Él nos concibe integralmente. Si tu cuerpo es templo del Espíritu Santo, debes honrar al Señor cuidándolo. Además, es la obra maestra de Su creación y te ha confiado su cuidado. Como el deseo de Dios es prosperarte en todo, Él espera que veles por tu salud y la administres sabiamente.

Pablo te recuerda que el Espíritu Santo de Dios ha venido a vivir en ti, y si tú has recibido a Jesucristo como tu Señor y Salvador, entonces Él ha venido a morar en tu vida; tu cuerpo se ha convertido en un testimonio andante. Eres embajador de Cristo, es decir, eres Su representante a donde quiera que vayas. Por eso, tu salud y tu cuerpo forman parte importante de tu relación con Dios, y es tu deber para con Dios cuidar de ello.

Dios no puede usar a una persona con problemas de salud, al mismo nivel de cómo usa a una persona que goza de buena salud, que cuida y administra bien el templo donde habita Su Espíritu Santo.

Además, el Señor dice que ungirá cuerpos, es decir, que la unción del Espíritu Santo va en el cuerpo; no en la mente ni en el espíritu, como muchos creen o se imaginan. Tu espíritu va hasta donde tu cuerpo te lo permite. Por eso habrá más unción en quien cuida y valora su salud, su cuerpo, el templo de Dios.

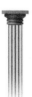

"Pero todo el que me oye estas palabras y no las pone en práctica es como un hombre insensato...".
Mateo 7:26 (NVI)

Creo firmemente que este libro te ayudará a transformar significativamente tu estilo de vida, y posteriormente el de tu familia y las personas que están a tu alrededor; ya que serán impactadas al ver en ti una persona que ha decidido valorar y tomar el control de su salud. ¡Ánimo! Todos lo podemos lograr.

A partir de hoy este libro se convertirá en tu manual y consejero de salud. Una herramienta práctica y fácil de seguir que te guiará en el camino hacia una vida plena y de abundante bienestar permitiéndote cumplir mejor el propósito de Dios en tu vida.

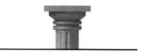

UNA ALIMENTACIÓN SALUDABLE

"Y dijo Dios: ¡Miren! Les he dado toda planta que da semilla y que está sobre toda la tierra, y todo árbol que da fruto y semilla. Ellos les servirán de alimento."
Génesis 1:29 (RVC)

E n los últimos años han aparecido afecciones llamadas enfermedades de la civilización y trastornos metabólicos tales como: obesidad, diabetes,
presión alta, derrames cerebrales, arteriosclerosis, artritis y osteoporosis. También la enfermedad ve-
sicular del colon y diferentes tipos de cáncer de colon,
que están estrechamente relacionados con un sistema digestivo intoxicado, tema que ampliaremos en la segunda
columna de la salud: la desintoxicación. Estas enfermedades están estrechamente ligadas a los hábitos alimenticios y al estilo de vida que una persona mantenga. Lo
triste es que estos factores están alterando la funcionali-
dad del organismo, su constitución, armonía y equilibrio.

En esta primera columna de la salud mi objetivo principal es brindarte las herramientas básicas y la información científica necesaria que formará tus primeros pasos
hacia una alimentación saludable. Si pones en práctica
cada día este conocimiento adquirido estás listo a tomar
el control de tu salud, esto te preparará y te entrenará sobre cómo tomar las mejores decisiones de los alimentos
que consumirás a partir de hoy.

*"Pero todo el que me oye estas
palabras y no las pone en práctica es
como un hombre insensato..."*.
Mateo 7:26 (NVI)

¿DÓNDE ESTÁ EL SECRETO DE UNA ALIMENTACIÓN BALANCEADA?

El secreto está en que conozcas cuáles son y cómo elegir los alimentos que aportan a tu cuerpo los nutrientes suficientes para tener y mantener una salud óptima.

Para una mayor comprensión dividiré los alimentos en dos grupos. El primero: los carbohidratos, las proteínas y las grasas. El segundo: el agua, las vitaminas, los minerales, los fitoquímicos (*escudos protectores*), los aminoácidos, las enzimas, la fibra y los suplementos alimenticios. Estos alimentos están íntimamente relacionados y son indispensables para mantener una nutrición balanceada. Comencemos con el primer grupo.

"Hijo mío, está atento a mis palabras;
Inclina tu oído a mis razones.
Porque son vida a los que las hallan, y
medicina a todo su cuerpo".
Proverbios 4:20-22 (RVR1960)

LOS CARBOHIDRATOS
Contienen cuatro (4) calorías por gramo

Son los almidones y azúcares que se encuentran en los alimentos que ingerimos. Estos constituyen la fuente principal de energía (*combustible*) para el cuerpo, porque son metabolizados fácil y rápidamente. Están compuestos por carbón, hidrógeno y oxígeno.

Los carbohidratos se encuentran en los alimentos de origen vegetal: cereales, legumbres, frutas y verduras; y en los alimentos que son preparados con ellos: pastas, tallarines, pan, fideos, tortillas, arepas, entre otros.

A los primeros se les conoce como carbohidratos complejos o almidones y son más lentos en ser digeridos por el organismo porque sus moléculas son de mayor tamaño que las moléculas del azúcar, por lo cual se tardan en llegar al torrente sanguíneo evitando que suba rápidamente el nivel de azúcar.

Las fuentes más substanciales están en el trigo, el arroz, el maíz, las papas, las calabazas, la yuca, las uvas, los dátanos, el tomate, el coco, la manzana, los frijoles, las lentejas, los guisantes, las semillas de girasol, el mango, el pan, las tortillas, las arepas y la pasta. Lo importante es que estos carbohidratos no estén procesados, porque en el refinamiento se pierden los nutrientes y fitoquímicos aportantes y dejan de ser nutritivos. Dentro de los carbohidratos complejos mencionaremos algunos bajos en almidón y otros que son altos en esta categoría.

Vegetales bajos en carbohidratos (*almidón*)

• Calabaza (de verano)	• Col rizada	• Alcachofas	• Remolacha
• Calabacín	• Coliflor	• Apio	• Repollo
• Champiñones	• Habichuelas	• Berenjena	• Tomates
• Cebollas	• Espárragos	• Berro	• Zanahoria
• Col	• Espinaca	• Brócoli	• Rábano
• Col de Bruselas	• Germinados	• Lechuga	• Pepino

Vegetales y otros alimentos altos en carbohidratos (*almidón*)

• Batata	• Frijoles	• Vegetales mixtos
• Calabazas (de invierno)	• Maíz	• Arveja
• Malanga	• Plátano maduro	• Lentejas
• Guisantes	• Yuca	• Arroz
• Papa al horno o hervida con cáscara		

A los segundos se les conoce como carbohidratos simples o azúcares, que por su alto contenido de azúcar entran rápidamente al torrente sanguíneo como glucosa ya que sus moléculas son muy simples de digerir, estos producen una elevación rápida del azúcar en la sangre y causan un aumento de energía en el cuerpo, pero hay que tener cuidado porque un exceso de azúcar en la sangre hace que se afecte el páncreas y no pueda ejercer sus funciones normales.

Estos carbohidratos simples se encuentran en los alimentos refinados; también en las frutas, los jugos, el azúcar de mesa, bebidas endulzadas con azúcar, jaleas, miel y almíbares.

Listado de frutas con contenido alto de azúcares que deben ser consumidas con moderación:

• Papaya	• Banano	• Sandia	• Frambuesa
• Pera	• Guayaba	• Piña	• Cerezas
• Mango	• Durazno	• Fresas	• Mandarina
• Manzana	• Melón	• Ciruelas	• Naranja
• Uvas			

LAS PROTEÍNAS
Contienen cuatro (4) calorías por gramo

Después del agua las proteínas son la segunda sustancia más abundante de nuestro organismo. Las proteínas ayudan al sistema inmunológico a combatir infecciones y construir y reparar tejidos; también juegan un papel importante en la regulación de la producción de energía.

Sin embargo, la mayor parte de las proteínas que consumen las personas, y muchas veces en exceso, proceden de los animales y las aves, por lo tanto, están cargadas de grasas saturadas y colesterol. Debido a sus moléculas o composición química tan compleja, por un lado resulta muy difícil de procesarlas, y por otro lado, el organismo tiene que realizar un esfuerzo extra y continuo para el cual no está acostumbrado, en especial los dos órganos encargados de purificar y filtrar la sangre: el hígado y los riñones.

Al no procesar por completo toda la proteína animal, una parte permanece en el organismo como desecho, lo que va a generar situaciones complejas de salud, disminuyendo la expectativa de vida.

De ahí que después de muchos años de investigación podamos llegar a la conclusión de que se debe ingerir en menor cantidad los productos animales como la carne, el pollo, el pescado, los huevos, la leche y otros productos lácteos e incrementar la ingesta de proteínas de origen vegetal, no procesada ni refinada, como los cereales integrales, los granos como el trigo, el maíz, los frijoles, las lentejas, los garbanzos, las habas, el arroz y también las verduras, leguminosas y frutas; ya que tienen muy poca grasa, mucha fibra, carecen de colesterol y tienen suficiente proteína.

Algunos alimentos sustitutos de proteína animal

- Nueces y semillas
- Almendras, castañas de cajú, mezcla de nueces y frutos secos
- Maní o Cacahuates
- Avellanas
- Mantequilla de Almendras, de Maní y de Cacahuates
- Germinados
- Guisantes
- Humus (paté de garbanzo)
- Frijoles
- Tahini (pasta de semillas de sésamo)
- Semillas de Calabaza
- Semillas de Girasol
- Tofu
- Quinoa
- Arroz
- Amaranto
- Semillas de Chia
- Soja/Soya
- Lentejas

- Alimentos vivos como los brotes y germinados de granos, legumbres y semillas.

LAS GRASAS Y ACEITES
Contienen nueve (9) calorías por gramo

Es bueno saber que las grasas no son solubles en agua ya que su composición es muy compleja, por tanto, la digestión y adsorción de las mismas dan mayor trabajo al organismo que los carbohidratos.

Sin embargo, las grasas ingeridas en proporciones adecuadas representan un elemento esencial para la vida. Por un lado, tienen un alto valor energético constituyéndose en una reserva de energía para los períodos de escasez y actuando como soporte alrededor de órganos vitales como los riñones y el corazón, protegiéndolos de traumas y cambios de temperatura. Por otro lado, proporcionan vitaminas liposolubles y ácidos grasos esenciales. El problema actual radica en que la población está ingiriendo cantidades exageradas de grasa en las dietas modernas, afectando gravemente su salud y su bienestar.

Aunque todos los tipos de grasa tienen el mismo número de calorías por porción, algunas grasas son más solubles que otras. A continuación explicaré los tres diferentes tipos de grasas y cuáles de ellas nos conviene más incluir en nuestra dieta diaria.

GRASAS NO SATURADAS O INSATURADAS
(También llamadas grasas buenas)

Son las que tienen una configuración poco uniforme por lo que se mantienen líquidas en temperatura ambiente. Las grasas no saturadas nos ayudan a mantener nuestras células saludables y algunas ayudan a reducir el colesterol. Entre ellas están:

• Los aceites de soya	• Alazor	• Aceituna	• Maíz
• Maní o cacahuate	• Girasol	• Colza	• Oliva
• Semilla de algodón	• Aguacates		

Existe otro grupo de grasas buenas conocida como Omega-3, que las podemos encontrar en los siguientes alimentos:

- Salmón
- Germen de trigo
- Trucha
- Linaza
- Atún
- Nueces

Los Omega-3 ayudan a reducir el riesgo de enfermedades del corazón y los síntomas de artritis reumatoidea. Estas son las grasas y aceites más recomendados para el consumo humano, pero por muy buenas que sean, todos los excesos no son convenientes.

GRASAS SATURADAS
(También llamadas grasas malas)

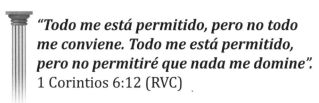

"Todo me está permitido, pero no todo me conviene. Todo me está permitido, pero no permitiré que nada me domine".
1 Corintios 6:12 (RVC)

Son las que tienen una configuración uniforme donde sus ácidos se agrupan de manera compacta y se endurecen a temperatura ambiente. La mayoría proviene de animales como el cerdo, la res, el cordero y las aves. También están presentes en los huevos, los productos lácteos, el coco y la palma. A continuación veamos un listado de ellas:

- Manteca
- Margarinas
- Aceite de palma kernel
- Sebo
- Mantequilla
- Aceite de coco
- Tocino
- Carne molida regular
- Mantequilla de cacao
- Carnes procesadas: salchichas, tocino, mortadela y jamón
- Quesos regulares, queso crema y crema agria.

Las grasas saturadas o grasas malas, son consideradas dañinas porque no es posible que el organismo las metabolice por completo y quedan residuos en el tejido adiposo, generando enfermedades cardiovasculares como embolias, sangrados cerebrales e infartos al miocardio, este último es provocado por la muerte de parte del tejido del corazón por la obstrucción de una arteria y la falta de suministro de sangre.

También se ha comprobado que el consumo de estas grasas saturadas generan diabetes y un incremento a la formación de cáncer de colon, próstata y mama. Por eso mi recomendación es ingerir grasa de origen vegetal para poder suplir las necesidades de lípidos en nuestro cuerpo.

GRASAS TRANS
(*También llamadas grasas mortales*)

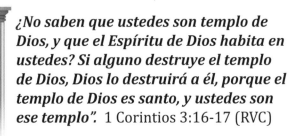

¿No saben que ustedes son templo de Dios, y que el Espíritu de Dios habita en ustedes? Si alguno destruye el templo de Dios, Dios lo destruirá a él, porque el templo de Dios es santo, y ustedes son ese templo". 1 Corintios 3:16-17 (RVC)

Son grasas que no se encuentran en la naturaleza, solo se pueden obtener de forma artificial, generando un efecto dañino en el nivel del colesterol e incrementando el riesgo de desarrollar enfermedades cardiovasculares. Su efecto negativo puede ser peor que el causado por las grasas saturadas o malas.

Al llevar las grasas no saturadas a temperaturas muy elevadas e inyectándoles hidrógeno, se modifica gravemente su estructura química, dándole más contextura sólida como en las grasas saturadas.

Las grasas *"trans"* se utilizan en la repostería industrial debido a que son muy baratas, fáciles de manejar por su forma sólida y aumentan considerablemente el tiempo de conservación de los alimentos, potencializando su sabor.

Estas grasas *"trans"* las encontramos en productos como

- Margarinas
- Comida chatarra
- Papas fritas
- Chocolates
- Caramelos
- Empanizados y frituras
- Manteca en barra
- Pasteles
- Mezcla para pasteles
- Masa para tortas
- Productos precocidos: empanadas, croquetas, pastas, pizza, entre otros.

El consumo de grasas trans resulta perjudicial para la salud e influye de manera determinante en la cantidad de muertes por padecimientos cardiovasculares, ya que este lípido aumenta los niveles de colesterol malo (LDL).

En la información nutricional de los productos que consumimos a diario aparece como grasas trans o aceites vegetales hidrogenados o parcialmente hidrogenados; pero hay que tener mucho cuidado porque muchas personas al leer "aceite vegetal" creen que es algo bueno y esto es falso, ya que si ha sido hidrogenado se convierte automáticamente en grasas trans.

Estos factores debemos tomarlos muy en cuenta. Si usamos la sabiduría que Dios nos ha dado tomaremos las mejores decisiones en cuanto a la alimentación personal y la de nuestra familia, garantizando a la vez su bienestar.

EL AGUA

 "Pero me servirán a mí, el Señor su Dios, y yo bendeciré tu pan y tus aguas, y quitaré de en medio de ti toda enfermedad". Éxodo 23:25 (RVC)

El agua es la bebida perfecta y es una de las bendiciones más grandes que Dios nos ha dado. Ningún ser humano y ningún ser viviente en nuestro planeta tierra podría subsistir sin este maravilloso líquido.

Es el nutriente más importante, ya que participa de todas las funciones de nuestro cuerpo y además no tiene calorías.

Nuestro cuerpo es 70% agua. En una persona adulta el agua es:

- El 85% de las neuronas
- El 82% de la sangre
- El 73% del hígado
- El 84% de los tejidos nerviosos
- El 71% de la piel
- El 99% del plasma, la saliva o los jugos gástricos
- El 30% del tejido adiposo
- El 60% del tejido conectivo

Sin suficiente agua las células se secan poco a poco alterando gravemente sus funciones vitales y desencadenando diversas patologías o enfermedades tales como: migrañas, dolores de cabeza, hipertensión, alergias, entre otras.

¿Cuánta agua debo beber?

Un adulto puede perder más o menos 10 vasos de agua al día a través de la orina, la evaporación (*sudor y respiración*) y la material fecal. El alimento provee de 3 a

4 vasos de agua, por lo tanto, necesitamos ingerir de 5 a 7 vasos de agua pura al día como mínimo, o un poco más, si su actividad física así lo requiere.

Beba un vaso de agua **(8oz. cada vaso)** al levantarse, un vaso de agua media hora antes del almuerzo y media hora antes de la cena; y un vaso de agua una o dos horas después del desayuno, del almuerzo y de la cena.

ALGUNAS FUNCIONES DEL AGUA EN NUESTRO CUERPO

- Sirve para disolver los alimentos y poder absorber sus nutrientes.
- Es un medio de transporte efectivo e insustituible.
- Lleva oxígeno y alimentos diluidos a todos los órganos responsables de su eliminación.
- Transporta gas carbónico (CO_2) hasta los pulmones para intercambiarlos por oxígeno.
- Regula la temperatura corporal.
- Ayuda a que las proteínas y las enzimas entre otras moléculas funcionen mucho mejor.
- Ayuda a mantener la estructura y la arquitectura celular de nuestro cuerpo.

BENEFICIOS DEL AGUA

Beber la cantidad de agua adecuada y de buena calidad (alcalina, mineral, filtrada) ayuda a prevenir y mejorar varias enfermedades, aumentando incluso las expectativas de vida, también mejora:

- La circulación arterial
- La memoria
- Las infecciones urinarias.
- El estreñimiento
- El funcionamiento de los riñones

VITAMINAS

Las vitaminas son sustancias orgánicas que ayudan al cuerpo a regular las diferentes funciones internas vitales, pero no proveen ninguna caloría al cuerpo para producir energía; sin embargo, la falta de alguna de ellas puede provocar enfermedades.

Aunque nuestro organismo necesita de vitaminas y minerales para mantener su óptimo funcionamiento, los requerimientos necesarios son en cantidades mínimas.

Es importante hacer notar que un consumo alto no controlado puede traer efectos graves y contraproducentes a tu salud, como por ejemplo, interferir con la absorción de otros nutrientes.

Hay **vitaminas** que son solubles solo en grasas *(liposolubles)*, y son difíciles de eliminar provocando que los residuos restantes se almacenen en el hígado y los tejidos grasos. Si estas se consumen en grandes cantidades se vuelven toxicas para el organismo. También hay vitaminas que son solubles solo en agua *(hidrosolubles)*, **y su exceso hace que su cuerpo desperdicie nutrientes.**

VITAMINA A

La vitamina A ayuda a prevenir el envejecimiento de la piel y los infartos, también fortalece el sistema inmunológico y combate el cáncer de estómago, de pulmón y de mama.

Esta sustancia la puede producir nuestro organismo a partir del betacaroteno que se encuentra en las frutas, verduras y vegetales.

Alimentos que contienen **Vitamina A**

- Espinaca
- Albaricoque
- Brócoli
- Melón
- Zanahoria
- Calabaza

El exceso de vitamina A puede producir dolores de cabeza, dolores en las articulaciones, piel reseca y caída del cabello.

VITAMINA B

Esta vitamina ayuda a formar los glóbulos rojos, fortalece el sistema inmunológico, previene las enfermedades cardíacas, el cáncer de mama y de colon. También ayuda en el buen funcionamiento del sistema nervioso, los músculos y el corazón.

La Vitamina B se encuentra con mayor cantidad en alimentos de origen animal como el huevo, la carne roja, la carne blanca y el pescado.

Alimentos que contienen **Vitamina B**

- **Los Granos:** Frijoles, Semillas y Germinados.
- **Las Legumbres:** Garbanzos, Lentejas, Maní, Soja y Habas.
- **Los Frutos Secos:** Pistacho, Semillas de sésamo, Nueces, Avellanas, Almendras, Semillas de lino y Semilla de calabaza.

El **exceso de vitamina B** produce trastornos en el sistema nervioso.

VITAMINA C

Los beneficios de la **vitamina C** son importantes ya que esta vitamina ayuda en la protección de las arterias, estimula el sistema inmunológico, previene las cataratas y enfermedades de pulmón.

Alimentos que contienen **Vitamina C**

- **Las Frutas:** Kiwi, Fresa, Melón, Papaya, las frutas cítricas.
- **Las Verduras:** Brócoli, Tomate, Pepino, Pimiento y Col de Bruselas.

El **exceso de Vitamina C** puede producir piedras en los riñones.

VITAMINA D

Algunos beneficios que podemos encontrar en la **vitamina D** es que previene la osteoporosis, la hipertensión, la diabetes, el cáncer de seno y próstata; también fortalece el cabello, los huesos, los dientes y activa la formación de cálculos.

La luz solar aunque no es un alimento, produce en nuestro organismo una considerable cantidad de vitamina D o vitamina solar.

Alimentos que contienen **Vitamina D**

- Champiñones
- Atún
- Salmón rojo
- Huevos
- Sardinas
- Bagre

El exceso de **vitamina D** puede estimular la formación de grasa y afecta el revestimiento de las arterias.

VITAMINA E

La **vitamina E** fortalece el sistema inmunológico y ayuda a contrarrestar enfermedades degenerativas del cerebro. También actúa como un agente de prevención de infartos, deterioro de arterias, el estrés, la pérdida gradual de la vista por la edad, los coágulos sanguíneos y el cáncer.

Alimentos que contienen **Vitamina E**

- **Los aceites vegetales de:** Girasol, Maíz, Soya, Germen de trigo y Linaza.
- **Los frutos secos como:** Avellanas, Almendras, Nueces y Maní.
- **Las semillas de:** Girasol y Calabaza.
- **Los Cereales.**

El **exceso de vitamina E** puede producir sangrados y hemorragias, también puede estimular la formación de grasa y afecta el revestimiento de las arterias.

VITAMINA K

La **vitamina K** ayuda en la coagulación de la sangre, protege el corazón, previene contra la arteriosclerosis y el alzhéimer; revierte la pérdida ósea (de hueso), resguarda y previene contra el cáncer de próstata, colon y estómago; también estimula la actividad cerebral.

Alimentos que contienen **Vitamina K**

- **Hortalizas de hojas verdes:** Espinaca, Perejil, Lechuga de hoja verde, Acelga, Col rizada, hojas de Nabos, Col, Lechuga romana y hojas de Mostaza.
- **Verduras:** Brócoli, Repollo, Coliflor y Coles de bruselas.

El **exceso de Vitamina K** puede estimular la formación de grasa y afecta el revestimiento de las arterias.

RECOMENDACIONES

Si una persona consume más de las vitaminas requeridas por medio de multivitamínicos y no de manera natural, esto le puede producir una enfermedad que se llama vitaminosis, y lo que pudo ser un beneficio se convirtió en una afección severa en su salud. A todos nos gustaría mantenernos sanos y fuertes con solo tomar un multivitamínico al día; sin embargo, no son píldoras mágicas, sirven como auxiliares más no hacen milagros, no sustituyen una buena alimentación ni otros hábitos alimenticios saludables.

Para no hacerse falsas ilusiones lo ideal es tomarlas bajo la indicación de un médico o un nutricionista certificado, este le ayudará a descubrir cuál de ellas es importante consumir y cuales no, también le indicará la cantidad adecuada a su necesidad. Un consejo sabio es: deshágase poco a poco de los malos hábitos alimenticios y comience a alimentarse saludablemente.

MINERALES

Los minerales son sustancias naturales, no orgánicas, necesarias para el buen funcionamiento del organismo; intervienen en la producción de hormonas, la formación de los huesos y la regulación del ritmo cardiaco. El organismo necesita en cantidades más abundantes el calcio, potasio, sodio, fósforo, magnesio, cloro y azufre, y en pequeñas cantidades el hierro, magnesio, selenio, cobre, fluor, cobalto y zinc.

La mejor forma de obtenerlos es a través de una alimentación saludable:

- Lechuga
- Acelgas
- Berros
- Espinaca
- Nopales
- Cilantro
- Perejil
- Pimiento
- Champiñones

A continuación hablaré solamente de tres minerales que los podemos asociar de forma particular a ciertos problemas de salud, puesto que su tendencia en consumir es de forma insuficiente o en exceso:

SODIO

Su mayor fuente es cloruro de sodio, o sal común. Ayuda en las funciones del sistema nervioso, sistema muscular y el manejo del equilibrio de los líquidos corporales.

El exceso de sodio en el organismo que viene especialmente de alimentos procesados y alimentos de origen animal, eleva la presión arterial generando enfermedades del corazón, falla en los riñones, derrame cerebral, entre otros. Sólo necesitamos 500 miligramos o menos al día, sería el equivalente a una quinta parte de una cucharadita. La mayoría de las personas consumen de 8 a 12 veces más esa cantidad; pero lo mejor sería no excederse de 1000 miligramos por día.

CALCIO

Este mineral ayuda en la formación de los dientes y los huesos, en la coagulación de la sangre y en la presión arterial. También participa en el transporte de señales nerviosas hacia el cerebro.

El **calcio** se encuentra en alimentos como:

Las Verduras: Brócoli, Col rizada, Repollo, Repollitos de Bruselas
Los Frutos secos: Almendras, Semillas de girasol.
Las Legumbres: Soja, Garbanzos, Habas, Lentejas, Guisantes
Las Carnes: Salmón, Sardinas
Las Bebidas: Leche de almendras, Jugos de naranja natural

Desafortunadamente la **deficiencia** de calcio en el cuerpo va generando diferentes afecciones de la salud como **retraso** en la salida de los primeros dientes, caída del cabello y la osteoporosis. El **exceso** de calcio puede generar formación de piedras en los riñones, debilidad muscular, estreñimiento, pérdida de la memoria y dolores en los huesos.

POTASIO

El **potasio** ayuda a regular los latidos del corazón, bajar la presión, mejoran la comunicación entre los nervios y fortalecen los músculos.

Este mineral se encuentra en los siguientes alimentos:

Las Verduras: Brócoli, Espinacas, Habichuelas, Tomate, Camote.
Las Legumbres: Guisantes, Chícharos o Arvejas.
Las Frutas: Kiwi, Melón, Banano, Uvas, Mora, Albaricoque.
Las Carnes: Salmón, Sardinas, Bacalao.
Los Frutos Secos: Nueces, Almendras.

La deficiencia de potasio en el cuerpo genera calambres, dolores y hormigueos musculares y puede producir cambios en el funcionamiento normal del corazón.

FITOQUÍMICOS

Son sustancias complejas y protectoras de nuestro organismo que se encuentran únicamente en el reino vegetal: en frutas, verduras, cereales y legumbres.

Además son potentes antioxidantes ya que neutralizan los radicales libres y tienen una acción preventiva contra el cáncer, los infartos y los derrames cerebrales. Los fitoquímicos son potenciadores de otros nutrientes y frenan el proceso degenerativo de la arteriosclerosis, regulando también el sistema inmune.

Los **fitoquímicos** se encuentran en:

• Manzanas	• Uvas	• Cerezas	• Fresas	• Moras
• Granadas	• Arándanos	• Sandia	• Mango	• Tomate
• Zanahorias	• Espinaca	• Perejil	• Calabaza	• Maíz
• Pimiento	• Col	• Berro	• Nabo	• Coliflor
• Brócoli	• Col de bruselas			

Hay que evitar los alimentos procesados ya que los fitoquímicos se pierden al pasar por estos procesos. Los fitoquímicos contribuyen a reducir la incidencia de muchas enfermedades de tipo crónico, a retardar el proceso de envejecimiento y son considerados como un escudo protector de nuestro organismo.

LOS AMINOÁCIDOS

Los **aminoácidos** son los elementos básicos en la construcción de las proteínas, estas están constituidas por 20 aminoácidos, pero el organismo sólo puede producir 12 de ellos los cuales no son esenciales. Sin embargo, los 8 restantes sí son esenciales pero el organismo no los puede producir.

Estos **aminoácidos** deben ser provistos solo por alimentos y se pueden obtener fácilmente de una variedad de alimentos de origen vegetal, que como ya mencionamos tienen mucha fibra, poca grasa, bastante proteína y carecen de colesterol.

Los germinados son la mejor fuente de aminoácidos esenciales, algunos de ellos son:

- Frijoles
- Lentejas
- Frijoles verdes o mungo
- Fenogreco
- Alfalfa
- Garbanzo

El germinado de alfalfa es el único alimento que contiene todos los aminoácidos esenciales, siendo uno de los alimentos más perfectos. Si ingerimos regularmente frutas, verduras, nueces, semillas y germinados estaremos recibiendo todos los aminoácidos esenciales para que nuestro organismo funcione muy bien. Estos ayudan a fortalecer el sistema inmune, estimulan la secreción del páncreas, contrarrestan la acción de los radicales libres, mejoran el funcionamiento de los intestinos, fortalecen la flora intestinal, facilitan la digestión, bajan el índice de colesterol, retrasan el proceso de envejecimiento y generan grandes beneficios para el hígado y la vesícula biliar.

LAS ENZIMAS

Son proteínas producidas por los genes y necesarias para cada reacción y cambio en las funciones químicas que ocurren en las células de nuestro organismo; son muy potentes e importantes ya que catalizan todas las actividades dentro del organismo.

Sin la presencia de las enzimas ninguna vitamina, mineral u hormona puede realizar su trabajo. Para que tengas una idea de la gran importancia que las enzimas tienen en nuestro organismo, cada una de las cien billones de células que tiene el cuerpo humano depende de las enzimas, es decir, influyen en la alimentación, la respiración, el sueño e incluso actúan en el proceso del pensamiento.

Las **enzimas** ayudan a la conversión de alimentos para formar músculos, glándulas, tejidos, huesos y nervios. Intervienen en el buen funcionamiento del corazón, el hígado, los riñones y los pulmones.

Si un grupo de enzimas funciona mal pueden generar una enfermedad letal, de hecho a la deficiencia de enzimas se asocia la causa directa del cáncer.

Las enzimas necesitan un buen entorno para poder realizar muy bien su trabajo, por ello debemos mantener un Ph estable; de ahí la importancia de ingerir alimentos con gran potencial vital que favorezcan la vida enzimática, entre ellos los granos integrales de cereal ricos en nutrientes como:

• Quinoa	• Avena	• Arroz	• Sarraceno
• Mijo	• Maíz	• Trigo	

Cuando te ofrezcan cereales de caja (cereales industriales) di: "no gracias". Estos cereales son refinados y al ser refinados pierden sus nutrientes.

Puedes combinar los cereales con legumbres, garbanzos, con cuscus ó arroz con lentejas. También se pueden hacer combinaciones con ensaladas, frutos secos y semillas añadiéndoles aceite de oliva.

LA FIBRA

Aunque es un alimento esencial, técnicamente no es un nutriente; ya que el organismo no la puede digerir pasa casi intacta por el estómago y los intestinos hasta salir del cuerpo. Pero sí es de mucha importancia en nuestra alimentación diaria debido a que nos ayuda a desarrollar y conservar la salud, convirtiéndose en la escoba del sistema digestivo.

Los productos con escasa fibra se convierten en un grave peligro para la Salud. Pueden producir estreñimiento, hemorroides, apendicitis, formación de cálculos, diverticulitis, diabetes, irritación del colon y obesidad.

La fibra se encuentra en todos los alimentos vegetales no procesados que tienen cáscara, semillas y fibras como los granos enteros integrales, semillas, frutas, verduras frescas y legumbres como porotos, lentejas, garbanzos, frijoles y arvejas. Esta es la manera más saludable, segura, económica y mejor de conseguir la fibra que tu cuerpo necesita.

Beneficios de la fibra

- Es la escoba del Sistema Digestivo.
- Ayuda a bajar de peso y controlar el deseo de seguir comiendo.
- Aumenta la actividad de una buena digestión.
- Ayuda a reducir el riesgo de cáncer de recto y colon.
- Alivia el problema del estreñimiento, las hemorroides y la diverticulosis intestinal.

• Disminuye la posibilidad de sufrir de colon irritable.

• Evita la formación de cálculos.

• Disminuye el riesgo de enfermedades cardiovasculares.

• Ayuda a bajar el nivel de colesterol en la sangre.

LOS SUPLEMENTOS ALIMENTICIOS

El objetivo de los **suplementos alimenticios** es aportar los nutrientes faltantes que no son ingeridos en cantidades suficientes, ya sea porque no es posible llevar una dieta sana por nuestro estilo de vida moderno tan acelerado, por falta de conocimiento para incluir en la dieta alimentos nutritivos o porque los alimentos ingeridos son procesados y no contienen los nutrientes suficientes para tener y mantener una buena salud.

Además estos no deben tomarse como sustitutos de medicamentos ni de una dieta nutricional, como a veces se hace creer.

Los suplementos alimenticios pueden ser vitaminas, multivitamínicos, minerales, aminoácidos, ácidos grasos, enzimas y otras sustancias que vienen en forma de capsulas de gel, polvo, tabletas, comprimidos, líquidos o píldoras. Pero muchos tienden a creer que porque son naturales pueden ser tomados indiscriminadamente; sin embargo, cuando son ingeridos en dosis muy elevadas pueden tener efectos adversos en el organismo y llegar a ser perjudiciales para la salud.

Como especialista en la medicina bioenergética o naturista, siempre insisto en dejarle saber a mis pacientes que los suplementos alimenticios o nutricionales no sustituyen una dieta sana y equilibrada. Ya anteriormente he explicado en detalle cuáles son los nutrientes necesarios que hay que tener en cuenta para mantener una excelente salud mediante una alimentación balanceada y completamente saludable.

Al igual que en la ingesta de vitaminas es muy importante que antes de tomar alguna decisión en cuanto a la elección de añadir suplementos alimenticios a tu dieta diaria, consulte con su médico o nutricionista certificado sobre cual es la mejor opción, de acuerdo a tus necesidades o deficiencias nutricionales.

En el próximo capítulo hablaremos de nuestra siguiente columna, indispensable en el proceso de establecer **el cimiento** para lograr una salud integral. Esta columna es de suma importancia al momento de comenzar cualquier cambio positivo hacia una alimentación saludable: **La Desintoxicación**.

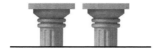

LA DESINTOXICACIÓN

"¿No se dan cuenta de que su cuerpo es el templo del Espíritu Santo, quien vive en ustedes y les fue dado por Dios? Ustedes no se pertenecen a sí mismos, porque Dios los compró a un alto precio. Por lo tanto, honren a Dios con su cuerpo".
1 Corintios 6:19-20 (NTV)

La palabra desintoxicar significa retirar lo que sobra, lo que no es esencial, lo que hace daño y envenena.

Toxina: tóxico; viene del latín: *Toxicum* que significa "**veneno**".

Esta columna es para mí una de las más importantes dentro del proceso de construir y colocar el cimiento para una vida a plenitud. Es poco lo que podemos lograr en nuestro deseo de cambiar nuestros hábitos alimenticios y lograr un peso ideal, si no tomamos en cuenta este paso importante de la salud personal, que es la desintoxicación.

En lo personal considero que es el centro de todas las columnas ya que después de haber atendido por tres décadas a miles de pacientes de distintas nacionalidades y contexturas físicas, observé que la gran mayoría presentaba cuadros graves de salud y múltiples enfermedades. Por eso considero que **la desintoxicación** es **determinante y necesaria** para obtener excelentes resultados en mantener tu cuerpo saludable y lleno de vida. Más adelante te compartiré como podemos lograr esos resultados deseados.

Ahora bien, no todas las personas están conscientes del grado de intoxicación en la que se encuentran; por consiguiente, es posible que no valoren, o no le den la debida importancia a **desintoxicarse periódicamente;** lo cual recomiendo hacer cada cuatro (4) meses. La mayoría de las personas nunca se han hecho una desintoxicación, eso hace que su salud y bienestar estén en constante riesgo de contraer diferentes tipos de enfermedades, incluyendo diferentes tipos de cáncer.

UN MUNDO DE TOXINAS

Vivimos en un mundo lleno de **toxinas.** Día a día estamos expuestos permanentemente a una infinidad de ellas las cuales se encuentran en el **medio ambiente**, en los **alimentos**, en los **productos que consumimos diariamente**, sin contar las que producimos y se forman en **nuestro interior.** Las toxinas tienen efectos altamente nocivos para la salud y el buen funcionamiento de nuestro organismo. Al no desecharlas regularmente pueden causar desde un daño mínimo hasta la muerte.

Toxinas en el medio ambiente

Estas toxinas afectan la vegetación, el agua, los animales y al ser humano. Se encuentran en los siguientes elementos:

- Plaguicidas
- Combustible de carbón
- Herbicidas
- Aire contaminado
- Pesticidas
- Fundición de cobre y plomo
- Insecticidas
- Incineradores de basura
- Funguicidas

Toxinas en los alimentos

Se utilizan en la producción de alimentos procesados y transgénicos. La contaminación viene desde la siembra hasta el consumo en los diferentes mercados. Buscan mejorar la textura, el color y el sabor de los alimentos favoreciendo su apariencia y durabilidad. Se encuentran en el pollo, la carne de res, el cerdo, las frutas, las verduras, los vegetales, los embutidos y enlatados. También están presentes en los siguientes productos ó elementos:

- **En los aditivos químicos:** como colorantes, conservantes, espesantes, endulzantes y sustitutos del azúcar.

- **En los metales pesados:**

  • **Mercurio:** está presente en amalgamas, cosméticos, plaguicidas, desinfectantes y algunos pescados.
  • **Aluminio:** está presente en ciertos aditivos que contienen los alimentos que consumimos.
  • **Arsénico:** se encuentra en los herbicidas y plaguicidas.
  • **Cadmio:** está presente en el arroz blanco, las harinas refinadas y el cigarrillo.

Toxinas en productos de consumo diario

A continuación veremos una lista de productos y elementos que consumimos a diario, los cuales transmiten toxinas a nuestro cuerpo y por ende, a nuestro organismo:

- Flúor en dentríficos o pastas dentales.
- Fluorización del agua.
- Cobre: presente en cigarrillos, plaguicidas y tuberías.
- Azufre: presente en productos de repostería.
- Sodio: presente en alimentos empacados y enlatados.
- Químicos: presentes en cosméticos, desodorantes, lociones, champú, maquillajes, aromatizantes, detergentes, desinfectantes, esmaltes de uñas, entre otros.

Toxinas producidas y formadas en nuestro interior: Tienen vida propia

Existe otro tipo de toxinas las cuales produce nuestro organismo y tienen vida propia, entre ellas se encuentran:

- Los Parásitos
- Los Virus
- Las Bacterias
- Los Radicales libres
- Los Hongos

EFECTOS EN LA SALUD Y EL BIENESTAR

Las toxinas se acumulan a lo largo de la vida en los tejidos del cuerpo dañando las células, los órganos y sus sistemas; deteriorando sus funciones que son vitales y afectando su normal funcionamiento. Esto causa la formación de diferentes tipos de enfermedades y cánceres y provoca alteraciones en el Sistema Digestivo. Veamos algunas de ellas:

- Estreñimiento, hemorroides, diverticulitis, pólipos, dolor abdominal.
- Debilidad en el Sistema inmunológico
- Daños neurológicos irreversibles
- Impotencia, frigidez
- Cáncer de mama, de próstata, de piel, pulmonar, en testículos y ovarios.
- Dolor de cabeza - Migrañas - Fibromas, miomas y quistes

- Presión alta
- Resequedad en la piel
- Diabetes
- Alergias
- Asma
- Osteoporosis
- Debilitan el corazón
- Agotamiento físico y mental
- Alteración del Sistema hormonal

- Caída del cabello
- Dolor abdominal
- Falta de concentración
- Artritis
- Obesidad
- Hígado graso
- Envejecimiento prematuro
- Alteración del Sistema Nervioso
- Daños en los riñones

DESINTOXÍQUESE Y RECUPERE SU SALUD

Tanta **toxicidad** en el cuerpo afecta grandemente el **sistema digestivo** que está compuesto por el **estómago, el hígado, el páncreas, la vesícula biliar, el intestino delgado y el intestino grueso o colon,** que a su vez afecta los demás sistemas del cuerpo. Pero si una persona tiene estos seis **órganos intoxicados,** está propensa a adquirir más de **65 enfermedades directas** y más de **100 enfermedades indirectas,** incluyendo varios tipos de cáncer que ya hemos mencionado anteriormente. **¡Increíble!**

Como puedes notar, es imposible que nos libremos totalmente de las toxinas y de sus efectos en la salud y el bienestar de nuestro cuerpo. Pero **te tengo una muy buena noticia:** sí podemos marcar una gran diferencia **desintoxicándonos correctamente** y seleccionando mejor los alimentos que comemos a diario. Esto ayudará muchísimo a que el cuerpo se libere de muchas toxinas para que sus órganos y sistemas funcionen con más armonía y alcancemos una vida plena y saludable.

Otra buena noticia es que una de las funciones internas que realiza el organismo es la manera natural de auto-desintoxicarse. Es un trabajo maravilloso, pero debido a la gran contaminación ambiental que existe actualmente, como lo hemos mencionado anteriormente, ingresan volúmenes tan elevados de toxinas al organismo que este intentará sacarlas antes de asimilarlas, pero no tendrá la capacidad suficiente de hacerlo en su totalidad.

Es por eso que existen varias **maneras** de ayudar al cuerpo a **desintoxicarse**; te indicaré algunas que nos van a ayudar, pero al final te hablaré sobre la desintoxicación que a mí personalmente, me parece la más efectiva; luego descubrirás el por qué.

Primeramente existen los ayunos. Aunque muchos creen que desintoxican todo el cuerpo, esto no es tan cierto; solamente desintoxican de una forma leve. Lo que sí hacen es que el sistema digestivo descanse, pero no ayudan a eliminar toxinas de forma eficiente; además, porque el cuerpo está siendo bombardeado diariamente por una gran cantidad de toxinas difíciles de eliminar solamente con ayunos. A esto se le suma el hecho de que desafortunadamente los ayunos y otras maneras de desintoxicación del organismo, al no ser guiados o monitoreados por profesionales de la salud, como médicos y nutricionistas certificados, sino por el libre albedrío de las personas, conlleva a que se generen mayores problemas de salud que beneficios.

Otras maneras de desintoxicación las encontramos en el mercado en forma de cápsulas, pastillas, que por su contenido y textura no producen el efecto óptimo y deseado para el cuerpo, ya que cuando ingresan al estómago se cristalizan y pueden perder un 65% de efectividad. Además porque estos productos se enfocan en limpiar únicamente el colon, o únicamente el hígado, dejando otros órganos importantes sin desintoxicar. Es como si llevamos el carro al taller, le cambiamos el aceite y no le cambiamos el filtro.

Por estas razones, como científico, creador y desarrollador de productos 100% naturales, te recomiendo especialmente uno que está transformando la salud de miles de personas, a las cuales he tenido la bendición de ayudar a mejorar su salud. Ya que está diseñado para limpiar y desintoxicar los sistemas del cuerpo humano, lo he llamado el **BODY TUNEUP**.

El **BODY TUNEUP** es un **Sistema Completo de Desintoxicación Digestivo** que **dura 9 días**, creado con una fórmula especial a base de plantas medicinales en forma de té, que permiten que los componentes del producto lleguen directamente a tu torrente sanguíneo de manera rápida y precisa, generando mayor efectividad.

Tiene tres etapas:

1. Un **Depurativo Digestivo** que te va a ayudar a eliminar **parásitos, amebas, bacterias y hongos intestinales.**

2. Un **Desintoxicador del hígado, el páncreas, la vesícula biliar, los riñones, vejiga y las vías urinarias.**

3. Un **limpiador de colon** que te va a ayudar a eliminar toxinas, residuos y materia fecal acumulada por años.

El **BODY TUNEUP** viene acompañado de un plan alimenticio para los 9 días. Lo puede realizar cualquier persona mayor de 14 años sin necesidad de una consulta; aunque no es recomendable para mujeres durante el embarazo o mientras están lactando.

Durante este proceso de desintoxicación puedes realizar tus actividades diarias tranquilamente porque no es un laxante; es un limpiador y desintoxicador que protegerá la flora bacteriana. Los laxantes no son convenientes utilizarlos porque irritan demasiado el colon y pueden generar cáncer de colon y dañan la flora intestinal.

El **BODY TUNEUP** se lo recomiendo a todos mis pacientes y considero que es imperativo que toda persona lo haga, porque estamos expuestos diariamente a toxinas que afectan nuestra salud y la de nuestra familia. Para las personas con sobrepeso o problemas de obesidad será de mucho beneficio ya que les ayudará a bajar de peso. Para aquellas personas que tienen un peso estable o son de contextura delgada les ayudará a mantener su balance.

Las personas que toman medicamentos regularmente también lo pueden hacer, ya que es un complemento para la salud y además de esto les ayudará a desintoxicarse de las toxinas que los medicamentos generan.

OTROS BENEFICIOS DEL BODY TUNEUP

Genera propiedades antibacterianas que ayudan a controlar las bacterias malas y es de mucho beneficio para eliminar los riesgos de condiciones infecciosas en el sistema digestivo. También ayuda a estabilizar el Ph alcalino de tu cuerpo, purifica la sangre, permite que haya una mayor absorción de nutrientes, ayudando a equilibrar tanto la bioquímica del cerebro como la del organismo en general, limpia la flora intestinal, fortalece el sistema inmunológico, ayuda a reducir y revertir el proceso de envejecimiento y genera un estado de balance y armonía en todos los sistemas del cuerpo humano. Y lo más importante, es una manera natural de prevención ya que nos ayuda a tener y mantener una excelente salud y bienestar integral, libre de enfermedades.

Espero que a este punto hayas entendido la importancia de eliminar las toxinas de tu cuerpo mediante un proceso de desintoxicación completo, efectivo y confiable, basado en productos 100% naturales, como el **Body Tuneup**.

¿Qué esperas? Toma hoy la decisión más importante hacia una vida saludable.

Recuerda: **"Desintoxicando tu cuerpo, tu salud se recuperará".**

Con un cuerpo libre de toxinas estamos listos para conocer nuestra tercera columna de la salud: **Una vida en movimiento**. Acompáñame.

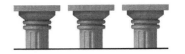

UNA VIDA EN MOVIMIENTO

"Es verdad que el ejercicio físico ayuda a que todo el cuerpo esté sano...".
1 Timoteo 4:8 (TLA)

E sta es una de mis columnas favoritas. Siempre he sido una persona activa, no me gusta la vida sedentaria. Puedo ver que cuando Dios creó al hombre pensó en alguien que pudiese estar en constante movimiento; por eso le dio la tarea de gobernar la tierra, eso ya es bastante responsabilidad y actividad física. Para aquel entonces no existían los vehículos, así que a Adán le tocó caminar para poder realizar todas sus tareas diarias asignadas. Como médico me gusta la tecnología, los cambios y adelantos que benefician al ser humano, pero creo que todo debe ser aprovechado en su justa forma y no permitir que estos influyan con nuestra salud y bienestar.

Me gusta el hecho de que en estos tiempos se esté enfatizando cada día más la importancia de "estar en forma"; coloco estas palabras en comilla ya que muchos ejercicios y dietas que vemos hoy en día distan mucho de lo que es la palabra saludable. He conocido personas que hasta han fallecido en su afán de transformar su cuerpo por medio del ejercicio diario excesivo. Por eso vuelvo y repito, todo es bueno en su justa medida.

La mayoría de las personas saben que el ejercicio es benéfico para la salud y se considera una medicina no sólo para el cuerpo, sino también para la mente y el espíritu; y como se dice desde la antigüedad: en cuerpo sano, mente sana. Además, como mencioné anteriormente, el cuerpo fue diseñado para moverse. De ahí que mantener tu cuerpo en movimiento haciendo ejercicio regularmente, promueve muchos mecanismos generadores de salud y desacelera los efectos del envejecimiento, ya que permite una mayor oxigenación en tu organismo.

El no moverse y no hacer ejercicio suficiente puede causar enfermedades o empeorar otras existentes, por el contrario, la actividad física nos hace más sanos y felices ya que al hacer ejercicio liberamos endorfinas que regulan nuestro sueño y apetito, alivian los dolores musculares y mejoran nuestro estado de ánimo, entre otros beneficios. Esto aplica en personas de todas las edades y con diferentes condiciones de salud.

Depende de ti que tu vida sea más agradable, cómoda y saludable a través de la actividad física.

DESARROLLA TU PROPIO PROGRAMA DE EJERCICIOS

Si ya tienes un programa de ejercicio, excelente, sigue adelante. Si no lo tienes y deseas empezar, ¡Anímate! Nunca es tarde cuando se trata de mejorar nuestra salud. A continuación te daré unas pautas para que hoy mismo comiences.

Establece y escribe en un papel tu propio programa de ejercicios que se ajuste a tu tiempo y espacio. Te recomiendo que lo pegues en tu nevera y así cada mañana será un recordatorio de tu compromiso en mejorar tu salud. Recuerda que hacer una actividad física así sea poca, es mejor que hacer nada. Si comienzas haciendo lo que te resulta cómodo y aumentas el esfuerzo poco a poco, puedo asegurarte que vas a construir un hábito; una rutina sana para toda la vida.

Ejercicio cardiovascular:
(*aeróbico* = quiere decir con oxígeno).

Involucra el uso de los músculos grandes del cuerpo como son las piernas y los brazos, que llevan a cabo movimientos rítmicos y continuos a la intensidad que le pongas, de acuerdo a tu resistencia física. Los más comunes son caminar rápido, trotar, nadar y montar bicicleta.

Para sentirnos con mucha energía dependemos de la función correcta del corazón, los pulmones y los músculos.

Por eso, en los ejercicios aeróbicos, el corazón y los pulmones trabajan para hacer circular la sangre oxigenada a los músculos; y para que estos puedan usar bien este oxígeno, deben estar en buenas condiciones.

Para hacer tu programa de ejercicio debes tener en cuenta tres elementos básicos: La frecuencia, el tiempo y la intensidad.

La frecuencia: Es la cantidad de veces que vas a hacer el ejercicio durante la semana. Ejemplo: 3 ó 5 días a la semana; los otros días serán para que tu cuerpo descanse y se recupere.

El tiempo: Es la duración que vas a darle a cada ejercicio como caminar rápido, trotar, nadar, montar bicicleta, etc. Ejemplo: Puedes hacerlo durante diez, veinte o treinta minutos diarios. Recuerda, es más provechoso poco tiempo pero con disciplina y constancia, que mucho tiempo sin ellas. Muchas personas quieren hacer ejercicio solamente uno o dos días a la semana y durante muchas horas llevan su cuerpo a condiciones extremas. Esto no es saludable, puede generar problemas graves a tu salud. Es mejor repartir ese tiempo en varios días a la semana.

La intensidad: Es la fuerza que le estás colocando al ejercicio y por ende, a los músculos que estás utilizando en tu actividad física. Debes saber que el ejercicio cardiovascular es seguro y efectivo a una intensidad moderada, sin embargo, tu cuerpo te irá dando la pauta de aumentar o no dicha intensidad. Esto también dependerá de como esté tu condición física.

Sé que has tomado papel y lápiz y estás haciendo tu programa de ejercicios, te felicito. Has tomado una excelente decisión en tu vida, pronto verás los mejores resultados en tu salud y bienestar.

ALGUNOS BENEFICIOS DEL EJERCICIO

- Mejora la eficiencia del corazón y los pulmones.
- Aumenta la circulación.
- Mejora la presión alta.
- Mejora los niveles de colesterol.
- Ayuda a prevenir los coágulos sanguíneos.
- Aumenta la energía.
- Ayuda a disminuir la depresión y el estrés.
- Levanta el ánimo.
- Previene el estreñimiento.
- Fortalece los huesos.
- Mejora la actividad mental y la memoria
- Mejora el sueño.
- Ayuda a controlar el estrés.

Como puedes ver son muchos los beneficios que nos trae el hacer ejercicio, por lo tanto: ¡Vamos a movernos! ¿Qué tal si caminamos hacia nuestra próxima columna...?, ya que después de un día de ejercicios, nada más recomendable que: **El descanso.**

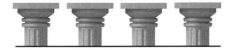

EL DESCANSO

"En lugares de delicados pastos
me hará descansar...".
Salmo 23:2 (RVR1960)

Estoy seguro de que muchas personas al ver la palabra descanso dirán: "¡Oh sí!, cuánto anhelo un buen descanso en mi vida". Quizás tu estás pensando en eso ahora mismo; y es que esta vida tan agitada en que vivimos, pareciera que descansar no está permitido o es un símbolo de pereza y pérdida de tiempo. Pero quiero decirte que el descanso es una necesidad fisiológica básica y determinante en el ser humano. Así Dios nos creó. Él mismo, luego de pasar 6 días en la creación de la tierra y sus habitantes, tomó un día entero para descansar. Esto nos puede dejar ver lo importante que es para Dios el reposo.

El sueño y el descanso son una necesidad natural en todas las personas, por ende, son sumamente esenciales para mantener en buen estado la salud y una óptima calidad de vida. Es el tiempo durante el cual el cuerpo puede restaurarse y recuperar la energía perdida. Pero, puede que algunos se pregunten:

¿Cuánto debo dormir?

Un sueño apropiado y un descanso reparador permite responder ampliamente y de la mejor forma con las exigencias diarias en los diferentes aspectos de la vida: física, mental y espiritual.

En términos generales, para los adultos un buen descanso implica dormir entre 7 y 8 horas al día en un horario habitual. Este se considera un patrón de sueño intermedio, a diferencia de otros que pueden ser más cortos ó más largos. El patrón de sueño intermedio es lo que se considera necesario para alcanzar un sueño estable, reparador y de buena calidad.

Las investigaciones sobre el sueño en los seres humanos establece que las personas que manejan un patrón de sueño más corto ó más largo de un período habitual de 7 a 8 horas diarias, pueden tener consecuencias adversas en su salud a diferentes niveles.

Lamentablemente hoy en día una gran parte de la población sufre de trastornos del sueño. Los avances en la educación y la tecnología, los problemas socio-económicos que viven muchas familias y el estrés, tema que trataremos más adelante, ha provocado un descenso en la cantidad de horas diarias que le dedicamos al sueño y el descanso.

> *"Es inútil que te esfuerces tanto, desde la mañana temprano hasta tarde en la noche, te preocupes por conseguir alimento; porque Dios da descanso a sus amados".*
> Salmos 127:2 (NTV)

PATOLOGÍAS ASOCIADAS CON EL SUEÑO

A continuación te compartiré algunas patologías o trastornos del sueño que se han vuelto cada vez más frecuentes en la población. Solamente las enunciaré rápidamente a manera de información, ya que no es el objetivo de este libro hacer un estudio profundo de este tema, sino crear conciencia sobre la necesidad del descanso para el buen funcionamiento de nuestra salud integral.

Si al conocerlas te vez reflejado en alguna de ellas, mi deseo es que puedas tomar los consejos sabios que comparto al final de este capítulo. Veámoslas:

El insomnio

Es la enfermedad del sueño más generalizada y que ha ido en mayor aumento en este tiempo moderno. Por el ritmo de vida tan acelerado en que vivimos, las actividades diarias, las urgencias y presiones del trabajo y un entorno que nos absorbe, muchos no cumplen o les es imposible dedicar las horas de sueño necesarias al cuerpo para recuperar las energías perdidas, esto afecta de manera directa nuestra salud y aún otras áreas de nuestra vida familiar, laboral y social.

El insomnio se manifiesta de tres maneras:

a. Cuando una persona tiene dificultad para conciliar el sueño.
b. Cuando una persona se despierta varias veces a lo largo de sus horas de sueño.
c. Cuando una persona se despierta antes del tiempo deseado.

La mayoría de las personas tienen insomnio ocasionalmente, sin embargo, si este no es controlado, con el tiempo puede convertirse en un insomnio grave o crónico, que es cuando puede durar de 3 a 4 noches por semana, durante más de 2 meses.

Causas médicas

Las causas están en las enfermedades cardiovasculares, hormonales, digestivas, respiratorias, neurológicas (nerviosas) y reumatológicas.

Otras causas

- La ansiedad, la depresión, la esquizofrenia, el estrés, la obesidad, la menopausia, los parásitos y la toxicidad en el cuerpo, entre otras.

- Los malos hábitos al dormir a deshoras, el abuso de sustancias y medicamentos.

- La tecnología, ya que pasar mucho tiempo en el uso de celulares, computadores, video juegos, la televisión, etc., provoca trastornos del sueño.

Consecuencias del Insomnio

Las consecuencias del insomnio son: irritabilidad, agotamiento y dificultad al concentrarse. Aumenta el riesgo de obesidad pues hace que el estómago libere más grelina, que es la hormona que aumenta el apetito; por otro lado, aumenta las enfermedades cardiovasculares (presión alta, arteriosclerosis, infarto e infecciones), cerebro vasculares, aneurismas y derrames cerebrales. Afecta el sistema respiratorio, las hormonas del crecimiento, el sistema inmunitario y puede producir diabetes. Perturba el carácter y el humor, aumenta el riesgo de sufrir depresión y ansiedad. También altera el sistema nervioso, desestabiliza el sistema hormonal e incide en el aumento del estrés.

Apnea del Sueño

Cuando una persona sufre de este trastorno es porque sus vías respiratorias se obstruyen durante el sueño generando pausas involuntarias o falta de respiración por lapsos de 10 segundos o más, caracterizados por ronquidos con repeticiones continuas durante la noche, creando una sensación de asfixia y dificultad para respirar.

Esto representa un problema de salud muy serio llegando a ser fatal en algunos casos crónicos, por lo cual se recomienda visitar a un médico o especialista si se sufre de esta condición patológica.

Hablar dormido

Este trastorno también se conoce como somniloquía y se puede dar en niños y adultos. Se da cuando las personas hablan durante el sueño; esto generalmente se relaciona con la expresión inconciente de emociones vividas durante el día o la semana. Hablar mientras se duerme genera una carga adicional de trabajo al aparato respiratorio y las cuerdas vocales, provocando que la persona amanezca con resequedad en la boca y carraspera, todo esto impide que se produzca un sueño reparador.

Pesadillas

Las pesadillas aunque son más frecuente en niños de 4 a 12 años, también se da en adolescentes y adultos; ya sea por estrés, enfermedad o traumas psicológicos. Las pesadillas son la expresión de cargas emocionales; al despertar repentinamente se experimenta miedo y cansancio. Por ende, es bueno aprender a manejar los problemas de manera que podamos ir a dormir tranquilos, despejados de los problemas y las preocupaciones.

Bruxismo

Es lo que conocemos comúnmente como rechinar los dientes y se da en épocas donde las personas están nerviosas y con altos niveles de estrés; esto genera un desgaste rápido de los dientes y muelas, generando problemas en la mandíbula (maxilofaciales); y aunque generalmente se produce durante el sueño, hay personas que tienen bruxismo mientras están despiertos.

Sonambulismo

Este trastorno se da en personas que aunque están dormidas se activa su actividad motora y se levantan a realizar algunas actividades como caminar, subir escaleras y deambular por la casa; cuando se despiertan, no se acuerdan de nada.

Síndrome de piernas inquietas

Esta patología es más frecuente mientras las personas están dormidas. Se caracteriza por mover las piernas involuntariamente, aunque a veces pueden mover otras partes del cuerpo. Esto se podría dar mientras están despiertos y generalmente cuando están en un período de descanso. Puede ser ocasionado por problemas renales o de diabetes.

BENEFICIOS DE DORMIR BIEN

Este es el punto a donde queremos llegar: crear conciencia dejando ver la importancia y los beneficios del descanso. Dormir bien ayuda a reparar las células y a controlar el uso de la energía; oxigena el cerebro ayudándote a pensar con más claridad, a concentrarte mejor y a que tengas un mejor rendimiento. Te permite tener buenos reflejos, fortalece tu memoria, baja los niveles de estrés (*las hormonas del estrés son la adrenalina y cortisol*). Fortalece el sistema cardiovascular, reduciendo los infartos y la presión alta, fortalece el sistema inmunológico y el sistema cerebrovascular; baja el índice de derrames cerebrales, oxigena mejor las neuronas, genera un balance en el sistema hormonal, te ayuda a perder peso y hace más lento el proceso de envejecimiento.

CONSEJOS PARA DORMIR BIEN

Como puedes ver los beneficios de un sueño reparador son muy amplios y mejoran grandemente tu salud integral. Quiero dejarte a continuación algunos consejos que son de suma importancia y que te ayudarán a lograr ese sueño placentero que tanto deseas y necesitas:

- Asegúrate de dormir en una cama cómoda para ti, y de tamaño ideal.
- Busca la mejor posición para dormir, yo recomiendo la posición fetal, con una almohada entre las piernas.
- Regula la hora de acostarte y levantarte; procura en lo posible que sea a la misma hora cada día.
- Evita ingerir alimentos pesados antes de ir a dormir.
- Evita los diuréticos (medicamentos que hacen eliminar líquido).
- Evita tomar agua antes de acostarte.
- Evita las bebidas alcohólicas, la cafeína y el fumar.
- Evite las pastillas para dormir.
- Evita ir a dormir enojado o de mal humor.
- Procura desechar las preocupaciones al ir a dormir, cada día trae su propio afán.
- Evita usar la computadora una hora antes de dormir.
- Evita ver televisión y leer en la cama.
- Haz ejercicio regularmente.
- Aliméntate saludablemente.
- Desintoxícate periódicamente, yo recomiendo cada 3 o 4 veces al año.
- Practica técnicas de meditación y relajación en tu estilo de vida.

Antes de pasar a nuestra próxima columna me gustaría compartir contigo este pensamiento: siempre se ha dicho que el conocimiento es poder, pero mis largos años de experiencia en la medicina y con pacientes me han hecho comprobar lo contrario.

Muchas veces cuando aconsejo a alguien sobre su problema de salud y cómo mejorarlo, esa persona está de acuerdo con todas mis indicaciones, aún más, sale del consultorio con la promesa de ponerlas en práctica. Pero en realidad, no todos las toman con el compromiso que requiere.

Por eso, es importante tener en mente que el único conocimiento que nos da poder y puede provocar cambios positivos a nuestro alrededor es aquel que podemos aplicar en nuestras vidas. Así que te animo a actuar en base a estos consejos sabios sobre la importancia del descanso, verás la diferencia en tu vida.

Al inicio de este capítulo mencioné que el ritmo de vida acelerado en que vivimos influía de manera negativa en la necesidad fisiológica de un buen descanso. En nuestra próxima columna quiero hablarte de otro agente que se ha convertido en una amenaza para la salud mundial.

Es mi deseo que lo puedas manejar exitosamente evitando así que controle tu vida y afecte tu bienestar: *el estrés*.

Por el momento, ¡Continuemos colocando el cimiento para una vida a plenitud!

"Dulces sueños."

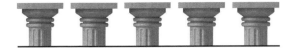

EL MANEJO DEL ESTRÉS

"Vengan a mí todos ustedes,
los agotados de tanto trabajar,
que yo los haré descansar".
Mateo 11:28 (RVC)

C uando oímos hablar de mejorar nuestra salud y nuestra calidad de vida, generalmente tendemos a pensar en comer más saludable o incorporar a nuestra rutina diaria un poco de ejercicio físico. Pero quizá muy pocos o ninguno piensa en su **Salud Emocional**. Tenemos que empezar a concebir nuestra salud como algo integral que incluye el bienestar de nuestro cuerpo, mente y espíritu. Y cuando hablo de mente me refiero a la salud emocional, que es la capacidad positiva y saludable que desarrollan las personas para lograr el control de sus pensamientos, sentimientos y comportamientos al momento de afrontar problemas y situaciones difíciles, desde la mejor perspectiva posible. Aunque en el manejo de la salud emocional intervienen diferentes factores que la afectan, en esta columna haré énfasis sobre el **estrés**, y al final hablaré de algunos aspectos importantes que debes tener en cuenta sobre la **depresión**".

El estrés está catalogado como uno de los males del siglo XXI, no digo enfermedad ya que no se considera como tal, aunque sí puede provocar u originar una o varias enfermedades en el cuerpo.

La palabra *estrés* viene del término inglés: *stress*, que significa *"fatiga"*. El estrés también es conocido como SGA: Síndrome general de adaptación.

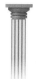 *"El corazón alegre constituye buen remedio; mas el espíritu triste seca los huesos".* Proverbios 17:22 (RVR1960)

Antes de abordar el tema del estrés es necesario que sepas, para tu tranquilidad, que todos, en algún momento de nuestras vidas, hemos padecido de estrés. Es más, a lo largo de nuestra estadía en la tierra seguiremos enfrentando situaciones que nos van a generar estrés. Por otra parte, no hay manera de suprimirlo, ni tampoco conviene; ya que forma parte de una reacción natural del cuerpo, es decir, lo necesitamos para poder sobrevivir. ¿Te parece extraño todo esto?, no te preocupes, no todo es malo. Aunque existe un **estrés negativo** que afecta gravemente la salud, también existe un **estrés positivo**; lo importante es que en esta columna de la salud te voy a dar elementos de ayuda para que aprendas a manejar el estrés negativo y le saques el mayor provecho al estrés positivo. **¡Ánimo!**

¿Qué es el estrés?

El estrés es una respuesta natural y necesaria, de orden fisiológico, psicológico y de comportamiento, en donde una persona busca adaptarse y reajustarse a situaciones que se le presentan, tanto internas como externas.

El **estrés interno** proviene de cosas que suceden en nuestra vida emocional y espiritual, que luego se podrían manifestar en enfermedades físicas; por eso controlar este estrés en este tiempo es de suma importancia.

Cuando hablamos de un **estrés externo** nos referimos a causantes físicos y ambientales donde se dan los efectos devastadores de agentes tóxicos y otros elementos que mencionaremos más adelante, creando también enfermedades físicas. El estrés interno y externo rompe

el equilibrio de la salud derribando el sistema inmunológico, generando enfermedades físicas y emocionales y
deteriorando a la vez diferentes sistemas y órganos vitales que el cuerpo necesita para funcionar correctamente.

Es bueno que examinemos ahora algunos de los cau-
sales de esta condición emocional para que puedas ver
que el común denominador en el origen del cáncer o
cualquier enfermedad crónica degenerativa, y de muchas
otras más, es precisamente el estrés.

CAUSALES DE ESTRÉS

1.Estrés mental, emocional y espiritual

- Imaginar una situación amenazante
- Recordar hechos desagradables
- La pérdida de un ser querido
- Recuerdos tormentosos
- La enfermedad de un familiar
- Los hijos que se van del hogar
- Un aumento de responsabilidades
- La incertidumbre espiritual
- La falta de perdón
- El odio

- Las frustraciones
- Los complejos
- Los problemas económicos
- Las presiones en el hogar
- Los problemas sexuales
- El divorcio
- La baja autoestima
- Dudas sobre la fe
- Los resentimientos
- La rabia y el rencor

2. Estrés físico

- Las actividades físicas que generan cansancio
- El exceso de trabajo
- No dormir bien
- Los accidentes
- La falta de tiempo
- El cigarrillo
- El alcohol
- La carencia de vitaminas y minerales

- Los malos hábitos alimenticios
- La autointoxicación
- El exceso de compromisos
- La cafeína
- El tránsito pesado
- Las drogas alucinógenas
- La autointoxicación

3. Estrés ambiental

- Los productos químicos de limpieza doméstica
- La tierra
- El aire
- La polución
- Los desechos tóxicos
- El mal tiempo
- El ruido
- La contaminación de ambientes cerrados
- La contaminación atmosférica
- El gas carbónico
- El humo del cigarrillo
- Los químicos en los alimentos
- El agua

CONSECUENCIAS DEL ESTRÉS

- Origina enfermedades cardiovasculares como infartos e hipertensión.
- Genera enfermedades cerebro-vasculares como aneurismas y derrames cerebrales.
- Debilita el sistema inmunológico.
- Provoca disfunciones en el área sexual: impotencia, eyaculación precoz, frigidez, disminución de la libido, fatiga y falta de energía.
- Genera enfermedades gastrointestinales: estreñimiento, colitis ulcerosa y ulcera péptica.
- Altera el sistema nervioso generando: depresión, ansiedad e insomnio.
- Altera el sistema endocrino generando hipotiroidismo e hipertiroidismo.

Otras consecuencias

- Problemas urinarios
- Espasmos musculares
- Alteraciones de la piel
- Agresividad
- Trastornos respiratorios
- Arteriosclerosis
- Diabetes
- Obesidad
- Lesiones musculares
- Falta de memoria
- Irritabilidad
- Asma bronquial
- Trombosis

¿CÓMO SÉ SI TENGO ESTRÉS?

Debido a que el estrés se puede confundir con otras patologías que envuelven las mismas emociones como ansiedad, tristeza, insomnio, etc., te daré a continuación algunas señales que te ayudarán a saber si estás padeciendo de estrés.

SEÑALES DEL ESTRÉS

- Movimientos repentinos de pies, manos, dedos o todos los anteriores.
- Sensación de cansancio al despertar en la mañana.
- Tendencia a apartarse de actividades sociales.
- Incremento del consumo de alcohol, cafeína o cigarrillos.
- Tensión en la cabeza, el cuello y los hombros.
- Sentirse curioso y nervioso.
- Comerse las uñas.
- Fatiga y agotamiento.
- Aumento de la irritabilidad.
- Ataques de pánico y palpitaciones.
- Dificultad para dormir y muchas veces pesadillas.
- Melancolía.
- Tics nerviosos.
- Dolores de estómago repentinos y náuseas
- Rechinar los dientes.
- Apretar las mandíbulas.
- Dificultad para concentrarse.
- Manos temblorosas.
- Diarreas pasajeras.

EL ESTRÉS TRAE COSAS BUENAS

Aunque te parezca asombroso necesitamos del estrés para poder sobrevivir, sin él no podemos funcionar activamente. Sin embargo, demasiado estrés es malo y muy poco también. Por tal motivo, una cantidad pequeña de estrés es necesaria para mantener el bienestar de nuestra salud y el rendimiento integral de nuestro cuerpo, mente y espíritu.

De hecho, te resultará interesante saber que el desánimo, el aburrimiento y la falta de estimulación, son consecuencia de un estrés bajo o insuficiente, llegando a ser nocivo para la salud y el bienestar de nuestras vidas.

Por tanto, no le huyas al estrés, más bien, mantente en el **estrés positivo**, que está compuesto de una dosis adecuada de estrés, el cual nos va a generar:

- Fortalecimiento en el área física, mental, emocional y espiritual.
- Resistencia a las enfermedades.
- Más años a nuestra vida y más vida a nuestros años.
- Mayor capacidad de adaptación a los cambios.
- Equilibrio en el buen funcionamiento de los sistemas y órganos vitales del cuerpo.
- Ánimo al enfrentar retos.
- Actitud positiva y optimismo.
- Mayor productividad y creatividad.
- Vitalidad y energía.
- Un sueño placentero.
- Óptimo rendimiento.
- Satisfacción personal.
- Entusiasmo por la vida.
- Estimulación de la libido.
- Buenas relaciones personales.

 "...en todas estas cosas somos más que vencedores por medio de aquel que nos amó". Romanos 8:37 (RVR1960)

HÁBITOS PARA ELIMINAR EL ESTRÉS CRÓNICO

Lo importante es que asumas desde el principio una actitud positiva y saludable ante las circunstancias estresantes que se te presenten día a día. Debes desde ya tomar el control de tus pensamientos, sentimientos y comportamientos para que puedas manejar los problemas y situaciones difíciles desde la mejor perspectiva posible.

Para eliminar el estrés crónico y mantener el estrés positivo te daré los siguientes consejos de salud y vida; como siempre, es mi anhelo que los pongas en práctica para que puedes obtener los resultados deseados.

- Haz ejercicio regularmente *(ver capítulo 2)*.
- Aliméntate saludablemente *(ver capítulo 1)*.
- Relájate *(ver capítulo 6)*.
- Aférrate de las promesas que Dios tiene para ti.
- No te pongas metas tan altas que no puedas cumplir.
- Desconéctate de la tecnología.
- Sonríe más.
- Asume una actitud positiva y dinámica.
- Incrementa el sentido del humor.
- Sé tolerante y flexible.
- Maneja muy bien tu tiempo.
- Suelta la ira, el rencor y el odio.
- Ama más y perdona más.
- Reconcíliate con Dios.
- No te sobrecargues de trabajo.
- Aprende a decir "NO".
- No lleves trabajo a tu casa.
- Mantén firme la fe en Dios.
- Aprende a delegar.
- Ora en todo tiempo.
- No trates de cambiar al mundo.
- Pide sabiduría al Espíritu Santo.
- Acércate a Dios.

LA DEPRESIÓN

Ahora quiero hablarte de algo que no podemos pasar por alto, sobre todo cuando tocamos el tema de nuestra **salud emocional**, se trata de **la depresión**. Aunque solo haré una breve descripción, quiero decirte que esta patología ha ido aumentando significativamente en la población mundial, donde el mayor índice de casos los presenta el sexo femenino. Muchos de ellos, se deben a los constantes cambios hormonales que padece la mujer, sobre todo en estos tiempos modernos. Por eso, mi deseo es **poder darte una luz de esperanza**, y ayudarte a tomar control de este tipo de trastornos.

Se ha comprobado científicamente que en las personas que sufren de **trastornos depresivos**, juega un papel significativo la **bioquímica del cerebro**, es decir, se presenta un desequilibrio de substancias químicas importantes en el cerebro, conocidas con el nombre de neurotransmisores o también son conocidas como las **hormonas de la felicidad**.

Entre ellas se encuentran: La **Serotonina**, la **Endorfina** y la **Dopamina**. El desequilibrio de los niveles de estas substancias químicas (neurotransmisores) es lo que hace que las personas entren fácilmente en depresión. Pero, cuando los niveles de estos neurotransmisores están bien equilibrados, es más difícil que las personas sufran de este trastorno emocional.

Ahora bien, en el **aspecto espiritual**, cuando a las personas le hacen tres o más liberaciones (como me han contado muchos de mis pacientes), para ayudarlas a salir de la depresión, y no pasa nada, podemos deducir que el problema no es un tanto espiritual, sino más bien hormonal, es decir, hay un desequilibrio químico del cerebro afectando las hormonas de la felicidad.

Por tanto, es importante saber cómo podemos mantener equilibradamente la bioquímica tanto del cerebro, como la del organismo en general.

Retomemos aquí la primera columna de la Salud y aprenderás a combatir los estados depresivos.

¿Quieres saber cómo?

A continuación te presento una lista de los **alimentos que ayudan a estabilizar los niveles de las hormonas de la felicidad**: La **Serotonina**, la **Endorfina** y la **Dopamina**:

Vegetales

- Espárragos • Lechuga • Calabaza • Tomates
- Espinaca • Zanahoria • Higos • Repollo

Frutas

- Banano • Ciruela • Piña • Manzana • Durazno

Cereales Integrales

- Maíz • Trigo • Avena

Frutos Secos

- Avellanas • Almendras • Pistachos • Nueces • Maní
- Semillas de girasol

Carnes

- Salmón • Atún • Sardinas • Pavo • Conejo • Pollo

Estos alimentos tienen un **alto contenido** de **triptófano**, que se conoce como el **aminoácido** del **buen humor**, e interviene directamente para que el cuerpo genere más **Serotonina, Endorfina** y **Dopamina**. Esto, combinado con una buena **desintoxicación** (como lo vimos en la segunda columna de la Salud) mantendrá tus niveles estables y podrás llevar acabo un mejor control de los trastornos depresivos. ¡QUÉ BENDICIÓN!

Antes de pasar a nuestra próxima columna de la salud quiero dejarte una tarea práctica. Sería ideal que la pudieses realizar antes de avanzar al siguiente capítulo, luego descubrirás el por qué.

Tarea práctica

1. Elabora una lista identificando tus factores de estrés. Ten en cuenta cada área de tu vida: tu relación con Dios, tu familia, tu salud, tu seguridad financiera, tus relaciones interpersonales, tu hogar, tu trabajo y el medio ambiente en que vives.

2. Clasifica tus factores de estrés. Para cada factor de estrés pregúntate:
- ¿Es importante o no?
- ¿Lo puedo cambiar o no?

Reduce poco a poco los factores de estrés según su relevancia. Luego haz una selección de los más estresantes y que te cuesten más trabajo cambiar.

3. Finalmente, confronta los factores de estrés que quedaron con los diferentes hábitos para eliminar el estrés crónico y toma tus propias decisiones.

La diferencia no está en lo que nos pasa, sino en lo que hacemos y resolvemos con lo que nos pasa. Por eso es importante que realices este ejercicio de manera completa, te será de gran ayuda para seguir trabajando en tu salud y bienestar integral.

Si logras manejar el estrés crónico y le sacas el máximo provecho que te brinda un estrés positivo, y a la misma vez, tienes un mejor control de la depresión, estoy seguro que estás listo(a) para disfrutar de una buena sesión de **Meditación y Relajación**. ¿De qué se trata? **Acompáñame**.

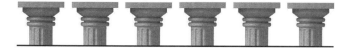

LA MEDITACIÓN Y RELAJACIÓN

"Y había salido Isaac a meditar al campo,
a la hora de la tarde.....".
Génesis 24:63 (RVR1960)

Hemos arribado a nuestra sexta columna de la salud: **La meditación y relajación**. Un eslabón más hacia la meta de colocar el cimiento para una vida llena de plenitud y bienestar integral. No se trata de enfocarnos en una columna más que en otra, sino conseguir un equilibrio perfecto entre las siete, ya que cada una de ellas es necesaria e indispensable para que ese edificio que representa nuestro cuerpo, sea una estructura sólida y confiable.

Cuando hablamos de este tema algunas personas son un poco escépticas a estos términos ya que lo asocian a prácticas orientales que forman parte de una determinada religión o corriente de pensamiento. Pero quiero decirte que estas dos prácticas están dentro del diseño de Dios para el hombre. Él mismo nos deja ver en su Palabra que su Hijo Jesús se apartaba de la muchedumbre para estar a solas y meditar; esto también era una menara de relajarse.

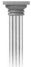

"Se hablará del esplendor de tu gloria y majestad, y yo meditaré en tus obras maravillosas". Salmos 145:5 (NVI)

Aunque las técnicas de meditación y relajación comparten beneficios mutuos para la salud, es importante comenzar estableciendo la diferencia entre la una y la otra, ya que sus objetivos en sí, son hasta cierto punto diferentes.

La **meditación** está más enfocada en la reflexión sobre determinados aspectos de nuestra vida social, emocional y espiritual, por lo tanto, nuestros sentidos están más alertas. La meditación involucra la concentración ya que busca adiestrar nuestra mente. Esta práctica o técnica puede realizarse en plena quietud o mientras estamos en movimiento. Por el contrario, el objetivo de la **relajación** es mejorar nuestra salud a través de un estado de calma que liberara tensiones y por ende relaja, afloja y elimina la rigidez de todos los músculos del cuerpo que son trabajados. Esta técnica también es usada en actividades que buscan que la persona se relaje.

En este capítulo quiero enseñarte algunas técnicas sencillas y prácticas de meditación y de relajación que te serán de gran beneficio, ya que tendrán un impacto positivo en tu salud y bienestar. En cualquiera de estas dos técnicas lo más importante es la respiración, pero no te preocupes, a continuación te enseñaré a hacerlo correctamente.

Técnica de Respiración 7 - 7 - 7

La mayoría de las personas no respira correctamente, solo lo hacen cuando están dormidas en una posición cómoda, ya que se encuentran en un estado de relajación. Sin embargo, es bueno aprender a respirar bien ya que tu cerebro se oxigenará mejor y te sentirás con más energía. Veamos los pasos para alcanzar un buen ritmo de nuestra respiración, la he llamado: Técnica de respiración 7-7-7, ya verás el por qué.

Primer paso

Escoge un lugar tranquilo y encuentra una postura lo suficientemente cómoda, acostado o sentado, descansando los brazos a los lados o sobre las piernas si estás sentado.

Segundo paso

Cierra los ojos lentamente y comienza a inhalar suavemente; siente el aire entrando por tus fosas nasales contando del 1 al 7. Dirige el aire hacia el abdomen hasta que sientas que se expande; sostén la respiración contando del 1 al 7, cuenta tan rápido o despacio como aguantes; luego exhala suavemente; siente el aire saliendo por tus fosas nasales contando del 1 al 7. Repite esta técnica 7 veces seguidas.

Tercer paso

Cuando hayas terminado, continúa inhalando y exhalando suavemente por dos o tres minutos sin llevar el conteo de tu respiración. Luego, cuando estés listo, abre los ojos.

TÉCNICA DE MEDITACIÓN

Si deseas que la meditación elimine en forma gradual tus viejos hábitos, tienes que tener en cuenta la **regularidad** y la **perseverancia** para realizar esta técnica. La meditación no se refiere en sí a lo que tú haces, sino cómo lo haces. Es enfocarte en el presente y prestar toda tu atención en lo que estás haciendo.

Para muchas personas que manifiestan no tener tiempo para meditar por sus muchas ocupaciones o por diferentes excusas, quiero decirles que con esta técnica no tendrán ningún pretexto; pues la meditación es algo que pueden hacer **mientras están comiendo** y todos tenemos necesariamente que comer.

¿Cómo hacerlo?

Cuando estés comiendo, simplemente come. No leas, no veas televisión, no entres a formar parte de una acalorada discusión de política, religión o deporte. Haz una sola cosa a la vez.

Come tu comida disfrutándola, saboreándola, degustándola y trata de no distraerte. Comienza visualizando toda la comida que está en tu plato; observa las diferentes texturas, los diferentes colores, los diferentes verdes que tiene esa deliciosa ensalada; sé consciente de lo que vas a comer. Empieza a masticar despacio, tómate el tiempo para comer y degustar cada sabor y experimentar las diferentes texturas de lo que estás llevándote a la boca. Si alguien te pregunta: "*¿Qué comiste ayer?*", no debes quedarte con el dedo en la barbilla pensando: "*¿Qué comí?*". La gran mayoría de las personas no se acuerdan lo que comieron el día anterior.

Al terminar de comer sentirás que esa relación que entablaste con la comida ha hecho una gran diferencia, no serás el mismo; tu consciencia ha empezado a despertar.

"...Así que, para orar bien, manténganse sobrios y con la mente despejada".
1 Pedro 4:7 (NVI)

Meditando con Jesús

"Pues así ha dicho Jehová de los ejércitos:
Meditad bien sobre vuestros caminos".
Hageo 1:5 (RVR1960)

Otra de las técnicas de meditación que nos trae grandes **beneficios es meditar en la palabra de Dios**; **Meditando con Jesús**. Para esta meditación, busca un lugar tranquilo donde estés seguro(a) de que no vas a tener interrupciones por algunos minutos, y sigue los pasos 2 y 3 que encontrarás en las Técnicas de Relajación, más adelante.

Con los ojos cerrados e inhalando y exhalando suavemente, visualízate en una playa con arena blanca y tus pies sintiendo su tibieza, con un sol suave y un cielo azul.

A lo lejos en el horizonte vez una barca viniendo hacia ti; en la medida que se acerca, te das cuenta que en la proa, en la parte de adelante, **está Jesús**; y en ese momento baja de la barca y se acerca a ti; te envuelve en sus brazos y sientes su abrazo eterno lleno del **amor de Dios**. Ahora te dice que descanses en Él, que le entregues todas tus cargas, tus preocupaciones, tus angustias, tu dolor, tu odio, tu falta de perdón, tu falta de pedir perdón y tu falta de perdonarte a ti mismo. Visualízate entregándole tus inconformidades, tu soberbia, tu envidia, tu egoísmo, tu falta de amor, tu impaciencia, tu descontento por las cosas que no salen como tú quieres, tus enfermedades o malestares, entrégale todo aquello que no te permite ser feliz, que te quita la paz, que te aleja de Dios; y todo lo demás que solo tu y Él lo conocen. Continua inhalando y exhalando suavemente; **este es un tiempo de sanidad muy especial para ti, con Jesús.** Él te ha liberado de todas tus ataduras; sientes un gran alivio... una gran paz..., **¡Qué bendición! Gracias Jesús.**

Todo aquello que le entregaste a Jesús, Él lo depositó en la barca, esa carga partió con la tripulación de ángeles hasta perderse en el horizonte; pero Jesús se quedó contigo para siempre, y caminará a tu lado todos los días de tu vida. Sigue disfrutando de la libertad y la paz que Jesús compró para ti, entregando su vida en la cruz, por amor a ti. Abre tus labios y susurra estas palabras: *"Te Amo Jesús..., te amo Jesús..., te amo Jesús".*

Sigue inhalando y exhalando suavemente y prepárate para terminar tu sesión de Meditando con Jesús. Cuando desees puedes abrir los ojos y espera unos 2 o 3 minutos antes de levantarte.

Cada vez que sientas la necesidad, Medita con Jesús.

BENEFICIOS DE LA MEDITACIÓN

Para que reconozcas la importancia que tiene la meditación para mejorar tu salud, te compartiré a continuación algunos beneficios de esta práctica.

Incrementa

- La satisfacción personal
- La memoria
- La atención
- Las emociones positivas
- El autocontrol
- La salud mental
- La creatividad
- El coeficiente intelectual
- La inteligencia emocional
- La respiración
- La digestión
- Un descanso más profundo

Disminuye

- El estrés
- Los dolores
- La presión alta
- Los dolores de cabeza
- La depresión
- Las inflamaciones
- Los eventos cerebrales
- Las migrañas
- La ansiedad
- La soledad
- Los nervios
- El insomnio

TÉCNICAS DE RELAJACIÓN

"Y procuréis tener tranquilidad...".
1 Tesalonicenses 4:11 (RVR1960)

Como mencionamos anteriormente la relajación se usa para aflojar y quitar la tensión muscular; algunas técnicas involucran movimientos y otras no lo requieren.

Relajación muscular sin movimiento

Una vez que has tomado la decisión de relajarte, prepárate para seguir los siguientes pasos al pie de la letra:

1. Elije un lugar tranquilo donde estés seguro de que no vas a tener interrupciones por algunos minutos; este es un tiempo de regalo especialmente para ti, disfrútalo.
2. Ponte en una posición cómoda, puedes acostarte en una cama o sentarte en una silla confortable. Evita cruzar las piernas y los tobillos. Asegúrate de vestir con ropa holgada. Ahora cierra los ojos y siente tu cuerpo sostenido por la superficie en donde te encuentras.
3. Concéntrate en la respiración, inhala por la nariz y exhala por la boca suavemente. Al inhalar trata de dirigir el aire hacia el abdomen.
4. Continúa con el mismo ritmo profundo de respiración y concéntrate en los músculos del cuello y de los hombros; si sientes alguna tensión, respira profundamente y al exhalar siente como sale esa tensión.
5. Mantente respirando normalmente y ahora, cambia tu atención hacia los músculos de toda la espalda. Enfócate solamente en cualquier rigidez que sientas; libérela al exhalar.

6. Ahora, concéntrate en los músculos del pecho y el abdomen, libera cualquier tensión exhalando. Mantén una respiración profunda.

7. Ahora, concéntrate en tus brazos, liberando toda tensión y cansancio mientras exhalas profundamente.

8. Concentra tu atención ahora en las caderas, los glúteos, las piernas y los pies; libera cualquier tensión que sientas; déjala ir usando la respiración profunda al exhalar, sin exagerar.

9. Continúa inhalando y exhalando suavemente unos minutos más; siente tu cuerpo relajado. Si tu mente está distraída en otra cosa, retoma la concentración de la parte de tu cuerpo donde sentiste mayor tensión. Exhala profundamente y luego continúa con tu respiración normal.

10. Ahora prepárate para terminar tu sesión de relajación. Estás sintiendo mucho alivio y tranquilidad, **todo está bien**.

11. Cuando desees puedes abrir los ojos y esperar unos 2 o 3 minutos antes de levantarte.

Puedes empezar esta técnica con pocos minutos e ir incrementando el tiempo en la medida en que te vas familiarizando y practicando más la técnica. No te preocupes si no logras un nivel profundo de relajación la primera vez. Esto se logra con el tiempo y la práctica.

Relajación muscular con movimiento

Estas técnicas de relajación que enunciaré a continuación son muy fáciles y prácticas para llevarlas a cabo, involucran la realización de diferentes actividades, tales como:

- Tomar un baño caliente y relajante en la ducha o en la tina, con jabón de espuma y el aroma que más te guste.
- Tomar un baño de vapor o lo que llaman un baño turco.
- Disfrutar un baño de jacuzzi.
- Disfrutar un baño de aguas termales.
- En una posición cómoda escuchar música suave.
- Leer frases inspiradoras.
- Observar un lago, una fuente o las olas del mar.
- Observar las estrellas y la luna.
- Ver una película de comedia o familia que pueda relajarte.
- Hacer un huerto o cultivar flores.
- Pintar un cuadro o hacer un dibujo.
- Realizar actividades manuales como tejer o coser.
- Resolver crucigramas.
- Salir a caminar y observar cuidadosamente los paisajes que están alrededor.
- Cantar aunque creas que no tienes buena voz.
- Reír más y enojarte menos.

BENEFICIOS DE LA RELAJACIÓN

Incrementa

- El flujo de sangre en los músculos
- El sistema inmunológico
- La memoria
- La oxigenación al cerebro
- La energía física y mental
- Un descanso más profundo
- La concentración

Disminuye

- El estrés
- La depresión
- La tensión muscular
- Los dolores musculares
- Los problemas cardíacos

- Los dolores de cabeza
- La ansiedad
- La presión alta
- El agotamiento

Ya ves que son muchos los beneficios de la meditación y relajación, así que manos a la obra, ¡Tu salud es lo primero!

Estamos a un paso de completar el cimiento hacia una vida a plenitud, que es la meta principal de este manual de consejos sabios de salud que tienes en tus manos y que puedes llevar a todas partes. Mi deseo es que pueda ser un recordatorio constante de la importancia de tu bienestar integral y una herramienta de consulta diaria que te traerá enormes beneficios para ti y tus seres queridos.

¡Avancemos hacia nuestra próxima columna de la salud! Te sorprenderás de lo que descubrirás.

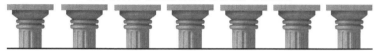

LA SALUD BUCAL

"El que cuida su boca y su lengua se libra de muchos problemas".
Proverbios: 21:23 (RVC)

Esta columna debería llamarse: ¡Aunque usted no lo crea! Si, quizá algunos se preguntarán qué tiene que ver la salud bucal con comer saludable, desintoxicarse, hacer ejercicio y descansar, bueno, en los siguientes párrafos descubrirás la importancia de este tema en particular.

Cuando hablamos de la salud bucal o la higiene oral, muchos ignoran o no consideran relevante la importancia y repercusión que tiene este tema en la salud y el bienestar integral.

No estamos hablando únicamente de mantener unos dientes en perfecto estado, es mucho más que eso. La boca es un órgano que incluye no solo los dientes, las encías y el tejido de apoyo; sino también está compuesto del paladar duro y el suave, el recubrimiento mucoso de la boca y de la garganta, la lengua, los labios, las glándulas salivales -que son un modelo de otras glándulas exocrinas-, los músculos para masticar y la mandíbula.

De ahí que debemos tomar en serio el hecho de que la salud bucal está estrechamente ligada a la salud general y es esencial para lograr mantener en óptimo estado nuestro bienestar. Cuando los problemas bucales son detectados a tiempo, pueden contribuir a un rápido diagnóstico y tratamiento de otras enfermedades sistémicas.

LAS ENFERMEDADES BUCALES

La boca es un recipiente de muchas enfermedades, ahí se alojan más de cuatrocientas especies de bacterias. Dentro de las enfermedades bucales y dentales más frecuentes están: la caries, el cáncer de boca, la halitosis o mal aliento y las enfermedades periodontales como la gingivitis y la periodontitis, que son conocidas como "enfermedades de las encías", de las cuales hablaré al final del capítulo.

- **La caries:** Esta enfermedad aqueja a más del 90% de la población mundial y es causada por la mala higiene bucal, pudiendo afectar el nervio y generar una infección incluso al cerebro.

- **Cáncer bucal:** Este cáncer afecta también la lengua y es causado por el abuso del tabaco y del alcohol, también por una mala higiene bucal. Mantener una buena higiene oral, dejar de fumar y reducir o eliminar el consumo de alcohol, disminuye considerablemente el riesgo de cánceres de la cavidad bucal.

- **Halitosis:** La halitosis comúnmente conocida como *mal aliento*, es producto de una mala higiene bucal e inadecuada alimentación que genera desórdenes digestivos. La caries y el cáncer bucal, incluyendo las enfermedades periodontales son también las causantes, en gran parte, de la halitosis.

- **Gingivitis:** Es la inflamación de las encías; causada por un proceso infeccioso donde prevalece la acumulación de placa bacteriana y sarro, llegando a afectar incluso al hueso que soporta la encía. La gingivitis provoca sangrado, enrojecimiento de las encías, mal aliento y sensibilidad al frío y al calor. Se puede tratar con una buena higiene oral y con una limpieza periódica por parte de un dentista o un higienista oral. Cuando la gingivitis no se trata debidamente se convierte en periodontitis.

- **Periodontitis:** Es una infección progresiva que provoca la inflamación de las encías. Puede dañar los tejidos blandos que son los que sostienen los dientes, generando pérdida de hueso y posiblemente pérdida de los dientes.

ENFERMEDADES SISTÉMICAS

Las personas que no mantienen una buena higiene bucal son propensas a tener infecciones buco-dentales especialmente las periodontales, que son las más graves. Están asociadas con las enfermedades sistémicas tales como:

- Las enfermedades cardiovasculares, incluyendo los infartos.
- Las alteraciones cerebro vasculares y derrames cerebrales.
- Las alteraciones renales o nefritis.
- Los trastornos gastrointestinales como gastritis, úlceras, etc.
- Las infecciones respiratorias.
- El Alzhéimer.
- Las enfermedades periodontales, las cuales son el segundo factor de riesgo del infarto cerebral.

Cabe destacar que las mujeres embarazadas que sufren de enfermedades periodontales, poseen siete veces más riesgo de tener embarazos prematuros y bebes con bajo peso.

CONSEJOS DE PREVENCIÓN

 "...la palabra está muy cerca de ti: está en tu boca y en tu corazón, para que la cumplas". Deuteronomio: 30:14 (RVC)

Como hemos visto, la boca es un foco de muchas enfermedades. Aunque hay bacterias benéficas o buenas, también hay otras que son muy peligrosas, generando infecciones microbianas orales, que ingresan al torrente sanguíneo y lamentablemente las defensas naturales del cuerpo no pueden eliminarlas, ya que se diseminan en el organismo afectando gravemente tu salud y bienestar. Por tal motivo, es necesario crear conciencia sobre la importancia de este tema. Una decisión sabia a tiempo nos permitirá contrarrestar toda enfermedad indeseada; como bien conocemos el dicho popular: *"más vale prevenir que lamentar".*

Mantener hábitos saludables de forma permanente ayuda a prevenir tanto las enfermedades periodontales como las enfermedades sistémicas. Te invito a tomar en cuenta las siguientes recomendaciones en relación a tu higiene bucal y por ende tu salud integral:

1. **Usa el hilo dental:** Lo debes usar antes de cepillarte los dientes todos los días, así no te guste o te dé pereza hacerlo. Esto te garantiza una limpieza más profunda, removiendo las partículas de comida que se quedan atrapadas dentro de los dientes y las encías.

2. **Cepíllate los dientes tres veces al día:** Cepíllate tres veces al día después de cada comida. No olvides el uso del hilo dental ya que hay sitios donde el cepillo no puede llegar. Utiliza siempre crema

dental, procura usar la más natural que encuentres en el mercado.

3. **Utiliza el limpiador de lengua:** Es un utensilio de acero inoxidable en forma de U. Es más eficaz que el que viene incorporado en los cepillos dentales. El limpiador de lengua elimina las bacterias, la placa y depósitos profundos en la superficie de la lengua; la mantiene limpia, estimulada y viva. Limpia tu lengua tres veces al día después de cepillarte los dientes; raspa suavemente la lengua varias veces, luego enjuágala con agua y ráspala nuevamente hasta que no quede residuo blanco.

4. **Utiliza un enjuague bucal:** Luego de cepillarte usa un enjuague bucal; utiliza el más natural que encuentres en el mercado, te ayudará a terminar de acabar con las bacterias. Puedes usar peróxido (*agua oxigenada*), 30% peróxido por 70% de agua. Es un excelente antibacterial.

Otras recomendaciones:

1. Elije una dieta rica en nutrientes esenciales que contengan vitamina A y C.
2. Reduce o elimina el azúcar en tu dieta.
3. Evita el tabaco sin humo.
4. Consume frutas y verduras que protegen contra el cáncer de cavidad bucal.
5. Deja de fumar.
6. Reduce o evita el consumo de alcohol; disminuirás el riesgo de padecer cáncer de cavidad bucal, pérdida de dientes y periodontopatías.
7. Visita a tu dentista una o dos veces al año.

Para terminar esta columna quiero decirte que a través de tus expresiones faciales se engloba un mundo de sentimientos y emociones que te permiten hablar y sonreír; besar y suspirar; oler, sentir, probar, masticar y tragar. Por eso, cuida tu higiene bucal. Nunca olvides compartir con otros estos sabios consejos, te lo agradecerán.

Te felicito, confío en que ya has tomado conciencia de la importancia de tu salud y bienestar integral. Sé que a partir de hoy pondrás en práctica cada conocimiento adquirido. **Con estas siete columnas has construido el cimiento para una vida a plenitud. ¡Sigue adelante!** ¡Haz construido el cimiento para una vida a plenitud!

¡La Salud es un Milagro, Cuida tu Milagro!

BIOGRAFÍA

E l Dr. Gosh es un científico reconocido internacionalmente, está especializado en medicina bioenergética ó naturista con énfasis en la medicina preventiva, nutrición y medicina herbaria; estudios que realizó en la Universidad Complutense y la Universidad de Granada, en España. También es especialista en el Manejo Nutricional de enfermedades crónicas, de la Universidad de Stanford USA. Gosh ha venido aportando todo el conocimiento adquirido y la experiencia alcanzada durante más de 30 años en países de América Latina, Europa y los Estados Unidos, lugar donde reside actualmente con su esposa Rubí y sus tres hijos.

Luego de muchos años de arduo trabajo e investigación motivados en el bienestar de las familias, su vasto conocimiento le ha permitido crear y desarrollar 30 excelentes productos 100% naturales a base de plantas medicinales y en forma de té, que están ayudando a cientos de miles de personas en el mundo a mejorar y recuperar de manera natural su salud y bienestar integral.

Gosh es un hombre usado por Dios. A lo largo de su carrera, mientras impartía sus enseñanzas y conferencias en muchas iglesias, donde ha sido invitado; pudo darse cuenta que muchos cristianos y sobre todo personas en alto liderazgo con muchos años de ministerio, presentaban serios problemas de salud. Fue allí donde Dios inquietó su corazón y recibió de parte de Él, el Ministerio de la Salud, que comparte con su esposa Rubí; es un Ministerio Evangelistico que apoya a todas las iglesias cristianas, y también organizaciones y grupos comunitarios, desde donde llevan la palabra de Dios por medio de la Salud a las Naciones, a través de la medicina natural.

Gosh está convencido de la importancia de educar a las personas a mejorar su calidad de vida física, mental y espiritual. Es por eso que dedica la mayor parte de su tiempo a impartir todo el conocimiento adquirido y la experiencia alcanzada en el campo de la medicina natural, dictando seminarios y conferencias en diferentes países del mundo. También ha participado en reconocidos programas de radio y televisión a nivel nacional e internacional.

El Dr. Gosh tiene como nombre de pila Orlando Gaitán, más en su deseo de honrar la memoria de su bisabuelo judío, adoptó su apellido Gosh.

PRODUCTOS NATURALES DEL DR. GOSH

"Junto a las orillas del río crecerá toda clase de
árboles frutales; sus hojas no se marchitarán,
y siempre tendrán frutos.
Cada mes darán frutos nuevos, porque
el agua que los riega sale del templo.
Sus frutos servirán de alimento
y sus hojas serán medicinales".
Ezequiel 47:12 (NVI)

En base a mis conocimientos adquiridos sobre la medicina natural y la medicina herbaria he desarrollado 30 productos 100% naturales que ayudan a desintoxicar el cuerpo y mejorar diferentes condiciones de salud. A continuación mencionaré cada uno de ellos; y en las siguientes páginas verás aquellos productos que recomiendo para cada una de las 7 columnas de la salud.

PRODUCTOS NATURALES DEL DR. GOSH

1. El BODY TUNEUP
2. TÉ ADELGAZANTE
3. TÉ DIGESTIVO
4. TÉ ENERGÉTICO
5. TÉ SEXUAL
6. TÉ ÁCIDO ÚRICO
7. TÉ ANALGÉSICO Y DESINFLAMATORIO
8. TÉ ARTRITIS-REUMATISMO-GOTA
9. TÉ COLESTEROL
10. TÉ CÓLICOS Y HEMORRAGIAS
11. TÉ DIABETES
12. TÉ DOLOR DE CABEZA
13. TÉ ESTRÉS
14. TÉ QUISTES-FIBROMAS-MIOMAS
15. TÉ GASTRITIS
16. TÉ HEMORROIDES
17. TÉ HORMONAL
18. TÉ INSOMNIO
19. TÉ MEMORIA
20. TÉ NEUMONIA-BRONQUITIS
21. TÉ PIEDRAS VESICULARES Y RIÑONES
22. TÉ PRESIÓN ALTA
23. TÉ PROSTATA
24. TÉ REFLUJO Y ACIDEZ
25. TÉ SISTEMA CIRCULATORIO
26. TÉ SISTEMA HEPÁTICO (ALERGIAS-ACNÉ)
27. TÉ SISTEMA INMUNOLÓGICO
28. TÉ SISTEMA NERVIOSO
29. TÉ TIROIDES
30. TÉ TRIGLICÉRIDOS

PRODUCTOS RECOMENDADOS POR EL DR. GOSH

PARA CADA UNA DE LAS SIETE COLUMNAS DE LA SALUD

"...y las hojas del árbol eran para la sanidad de las naciones".
Apocalipsis 22:2 (RVR1960)

COLUMNA 1: UNA ALIMENTACIÓN SALUDABLE

- **Té Digestivo:** Ayuda con problemas como el estreñimiento, el dolor de estómago, las hemorroides, la acidez en el cuerpo, el reflujo y la indigestión.*

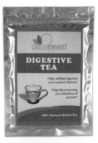

- **Té Adelgazante:** Ayuda a quemar grasa y bajar de peso de manera natural, a eliminar el líquido retenido y a evitar la retención de líquido. También ayuda a disminuir la ansiedad por comer.*

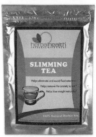

- **Té Diabetes:** Ayuda a estabilizar los niveles de azúcar en la sangre. Es recomendado para los pre-diabéticos y diabéticos.*

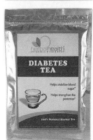

COLUMNA 2: LA DESINTOXICACIÓN

EL BODY TUNEUP: Es un Sistema Completo de Desintoxicación Digestivo en forma de té que dura 9 días, permitiendo que los componentes lleguen directamente a tu torrente sanguíneo generando mayor efectividad. En la segunda columna lo explico más detalladamente. *

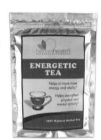

COLUMNA 3: UNA VIDA EN MOVIMIENTO

- **Té Energético:** Ayuda a dar más energía y vitalidad, lo puedes usar antes de ir al gimnasio, en tareas complejas, durante largas horas de trabajo o para un mejor enfoque. También reemplaza el café y las bebidas químicas energizantes.*

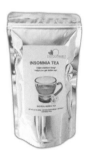

COLUMNA 4: EL DESCANSO

- **Té Insomnio:** Ayuda a estabilizar el sueño y a obtener un mejor descanso.*

COLUMNA 5: EL MANEJO DEL ESTRÉS

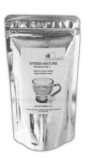

- **Té Estrés:** Ayuda a controlar el estrés y estabiliza el estado de ánimo subiendo los niveles de serotonina y dopaminas.*

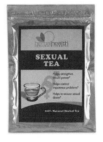

- **Té Sexual:** Lo puede tomar tanto el hombre como la mujer. Ayuda a fortalecer la potencia sexual y a corregir problemas de impotencia y frigidez. También ayuda a despertar el deseo sexual en la pareja.*

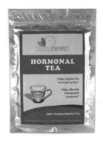

- **Té Hormonal:** Ayuda a estabilizar el sistema hormonal aliviando los síntomas de la menopausia y generando los estrógenos que tu cuerpo ya no produce.*

COLUMNA 6: LA MEDITACIÓN Y RELAJACIÓN

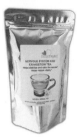

- **Té Sistema Nervioso:** Ayuda a estabilizar y calmar los nervios, restaurando el equilibrio de tu cuerpo.*

COLUMNA 7: LA SALUD BUCAL

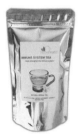

- **Té Sistema Inmunológico:** Ayuda a fortalecer el sistema inmunológico subiendo las defensas del cuerpo.*

TU SALUD FORMA PARTE IMPORTANTE DE TU RELACIÓN CON DIOS, POR ESO ES TU DEBER CUIDARLA.

*Estas declaraciones no han sido evaluadas por la Administración de Alimentos y Medicamentos. Estos productos no tienen la intención de diagnosticar, tratar, curar o prevenir ninguna enfermedad.

PRÓXIMOS LIBROS DEL DR. GOSH

1. **¡NO MÁS DIETAS!** *Baja de peso comiendo lo que te gusta.*

2. **MUJER:** Emociones descontroladas. *¿Qué le sucede a mis hormonas?*

3. **21 DÍAS DE AYUNO SALUDABLE.** *No aguante más hambre.*

4. **LOS SECRETOS MEJOR GUARDADOS DE LA MEDICINA NATURAL.**

5. **DILE ADIÓS A LAS TOXINAS.** *Desintoxicando tu cuerpo, tu salud se recuperará.*

6. **TOMANDO EL CONTROL DE LAS ENFERMEDADES CRÓNICAS.**

CONTACTOS

+1(954)639-6658 / +1(954)702-7281

doctor@docgosh.com
www.docgosh.com

f 🐦 ▶️ 📷 @ DOCGOSH

UN CONSEJO SABIO

El contenido de este libro de *ningún modo* podrá reemplazar ni sustituir la opinión, ni el informe o tratamiento de un médico. Las recomendaciones y consejos que se dan en este libro son de orden general, por lo tanto, no pueden tener en cuenta las circunstancias específicas de cada persona. Aconsejo a los lectores que consulten a su propio médico o profesional de la medicina, capacitado para el tratamiento de su problema de salud. Ante síntomas patológicos *usted no debe autotratarse.* Ni el publicador, ni el autor de este libro se hacen responsables por las posibles consecuencias de cualquier tratamiento, acción o aplicación de medicina, suplemento, hierba o preparado en cualquier persona que lea o siga la información de este libro.

BIBLIOGRAFÍA

- Cichoke, Anthony J. The complete book of Enzyme Therapy. Nueva York: Avery, 1998.

- Bragg, Poul C y Patricia Bragg. Water: The Shocking Truth That Can Save Your Life. Santa Barbara, Calif: Health Science, 2004.

- Mindell, Earl, Parents Nutrition Bible. Carlsbad, Cal: Hay house, Inc, 1991.

- Begley, Sharon. Beyond Vitamins, Newsweek, abril 25, 1994.

- U.S. Department of Health and Human Services and U.S. Department of Agriculture, Dietary Guidelines for Americans, 2005. 6th edition (Washington D.C: U.S. Government Printing Office. 2005).

- Ed and Elisa McClure, Eat Your Way to a Healthy Life (Lake Mary, FL: Siloam, 2006.

- Nobmann, E.D, Byers, T. Lanier, AP The Diet of Alaska Native Adults: 1992.

- Bergman, J. Diet, Health and Evolution. Creation Research Society Quarterly, 1998.

NOTAS DEL LECTOR
Conocimientos aplicados a mi vida

NOTAS DEL LECTOR
Conocimientos aplicados a mi vida